妈妈,你就是
宝宝的安全卫士

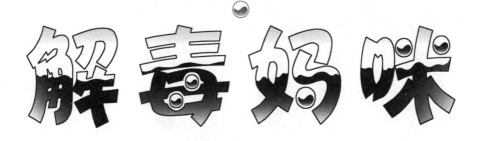

韩国*Baby News*编辑部·**编著**

黑板文化·**译**

江西科学技术出版社

※本书获得韩国出版文化产业振兴院(KPIPA)"2015年韩·中出版物制作支援"项目基金支持

해독 엄마

Text & Photo copyright ⓒ Baby News, 2015

All Rights Reserved.

This Simplified Chinese edition was published by

Jiangxi Science & Technology Publishing House Co., Ltd..

in 2016 by arrangement with Namuking plant Publishing through IMPRIMA KOREA.

版权合同登记号 / 14-2016-0036

图书在版编目（CIP）数据

解毒妈咪 / 韩国Baby News编辑部编著 ; 黑板文化译.
—南昌 :江西科学技术出版社, 2016.12
ISBN 978-7-5390-5587-9

Ⅰ．①解… Ⅱ．①韩… ②黑…
Ⅲ．①婴幼儿—保健—基本知识②婴幼儿—哺育—基本知识
Ⅳ．①R174 ②TS976.31

中国版本图书馆CIP数据核字(2016)第050807号

国际互联网（Internet）地址：http://www.jxkjcbs.com
选题序号：ZK2016002　图书代码：D16009–101

解毒妈咪

韩国*Baby News*编辑部 / 编著　　黑板文化 / 译

策划编辑 / 刘丽婷　郑可欣　**责任编辑** / 魏栋伟　李玲玲
美术编辑 / 朱云浦　曹弟姐
出版发行 / 江西科学技术出版社
社址 / 南昌市蓼洲街2号附1号　**邮编** / 330009
电话 / (0791)86623491　86639342(传真)
印刷 / 江西千叶彩印有限公司
经销 / 各地新华书店
成品尺寸 / 152mm×225mm　1/16
字数 / 120千　　**印张** / 11.5
版次 / 2016年12月第1版　2016年12月第1次印刷
书号 / ISBN 978-7-5390-5587-9
定价 / 29.80元

赣版权登字–03–2016–100　版权所有，侵权必究
（赣科版图书凡属印装错误，可向承印厂调换）

成为解毒妈咪，揪出毒性物质

　　眼下，患特应性皮炎、性早熟等疾病的孩子越来越多，这是什么原因导致的呢？专家们对此已有具体的分析：我们的孩子每天都在接触各种含有毒性物质的生活用品。当今社会，各种各样的生活用品越来越多，给人们带来便利的同时，未曾有过的环境性疾病也随之出现了。据报道，韩国政府为了调查特应性皮炎等环境性疾病的致病因子，即将对10万名儿童进行为期20年的出生队列研究。韩国政府的这一行为并不突兀。

　　有人说，现在养孩子比以前难多了，这样的抱怨并非没有来由。孩子的成长，需要父母的照顾。在当今社会，如果父母不睁大眼睛紧盯着孩子，就无法保证孩子的安全。若想让孩子健康平安地成长，父母就必须不停地质疑、追查、刨根问底。在照顾孩子这方面，父母只有倾注更多的心血，才能够让孩子健康平安地成长。

孩子的健康比好成绩更加重要。

当我们给宝宝擦嘴的时候，当我们给宝宝换尿不湿、擦去宝宝屁股上的排泄物的时候，往往会首选湿纸巾。湿纸巾的保质期从3个月到3年不等，但它只是由水和纸巾组合而成的，为何会有如此长的保质期呢？关键就在于要使其中的水3年不腐。那么，如何让湿纸巾中的水不变质呢？使用防腐剂、保鲜剂等人工化学物质便是目前的主流做法。

有人说量少就无害。果真如此吗？

纸尿裤安全吗？纸尿裤可谓是一种高级化工产品。纸尿裤最值得夸耀的，便是它那超强的吸水能力，其秘密就在于里面的人工化学物质。这是一种叫作高分子吸水树脂的物质，它可以将其附近的液体全部吸收。目前，人们正在对这种高分子吸水树脂的危害进行研究。一般来说，新生儿从一出生，即免疫力最弱的时候起，就开始使用纸尿裤，并且一般情况下会连续使用2年以上。有人说这么重要的东西，企业肯定会认真制作的。果真如此吗？

宝宝们吃进嘴里的东西安全吗？宝宝们喜爱的零食、糖果、饮料当中也含有大量的人工化学物质。我们仔细探究一下这些人工化学物质后就会发现，它们的主要用途是让食品的颜色更鲜艳、味道更香甜。这些人工化学物质，不仅可以制成红色、黄色等儿童喜爱的颜色，可以造出水果的香味，还可以让食物不变质、不腐烂，保持形态、质地的稳定。这些人工化学物质没有半点营养，有害无益。

那么，这些人工化学物质进入到儿童体内后会怎样？

我们将宝宝身边的物品逐个检查一番，就会发现一个共同点：大部分的母婴用品历史都不长，以前的孩子都没有使用过这些东西。二三十年前，这些东西根本就不存在，而如今却被我们当作婴幼儿必需品，成为年轻父母们育儿过程中不可或缺的东西。正因为这些东西给我们提供了太多的便利，效果显著，所以我们才一味地依赖，无法拒绝。

我们的日常生活中充斥着越来越多未经检验、危害性不明的生活用品，然而安全检验体系却远远不能跟上。此前，韩国发生的加湿器杀菌剂惨案，便可以让我们清楚地认识到这一点。在惨案发生之前，人们都会在超市里买这样的杀菌剂，杀菌剂的包装甚至还特意标出"内部成分对人体无害，可安心使用"的提示。许多人因这种杀菌剂死亡，但韩国政府和企业均未就此事道歉，更没有承担任何责任。被害者家属斗争了数年，他们想要的不过是韩国政府和企业的公开道歉。

你是想成为一个无知的"有毒妈咪"，还是想成为一个超人般的"解毒妈咪"？

如果你贪图生活的便利，认为别人都在用的东西肯定没问题，如此掩耳盗铃的话，不知不觉就会变成"有毒妈咪"。如果你能够在读完这本书之后改变自己，那么你就会发现你已经不再是一个"有毒妈咪"了。

妈妈必须为宝宝搭建最坚实的健康防线，妈妈必须比儿科医生更懂自己的宝宝。既然不想做一个"有毒妈咪"，那么就必须将宝宝从各种人工化学物质、毒性物质的危害当中拯救出来。然而这并非易事。

要想让宝宝远离人工化学物质，父母们必须从改变自己开始。虽然这么做会让我们的生活没有以前那么便利，但我们要牢牢地记住，以前的那种"有毒"生活真的不利于宝宝的健康。虽然我们的生活方式会与他人有一些区别，但我们没必要因此而感到尴尬。我们只要按照正确的生活方式，一点一滴地去实践就可以了。

即便从现在开始，也为时未晚。

2015年10月
苏长燮

第一章

在当今这个毒性物质过剩的年代，
几乎没有安全之所

为什么湿纸巾里面的水 3 年不腐

　　妈妈们在带着宝宝外出的时候，总是会在背包里面放上一样东西，那就是一次性湿纸巾。我们用它为宝宝擦去沾在嘴边的东西，或是在宝宝大小便后帮宝宝清洁私处。宝宝在日常生活中总是要用到这个东西，因此妈妈们经常会买盒装的湿纸巾，这样几个月都不用再买。

　　此前，造成142人死亡的"加湿器杀菌剂惨案"中的杀菌剂，就含有人工化学物质甲基氯异噻唑啉酮和甲基异噻唑啉酮。同样，在湿纸巾当中也有这两种人工化学物质。这件事情被公众知晓之后，湿纸巾的安全性开始成为人们关注的焦点。

　　为了让民众了解诸如加湿器杀菌剂当中所含的人工化学物

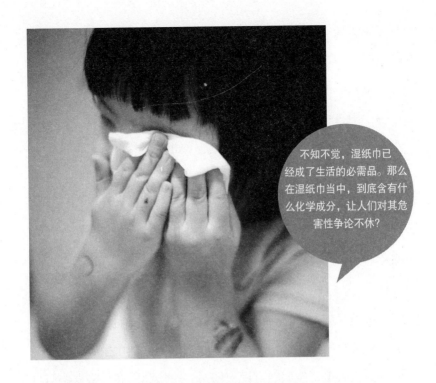

不知不觉，湿纸巾已经成了生活的必需品。那么在湿纸巾当中，到底含有什么化学成分，让人们对其危害性争论不休？

质，韩国专业的新闻周刊《时事频道》披露了湿纸巾当中含有十六烷基三甲基溴化铵（一种高毒性物质）的事实，引起了民众广泛的关注和讨论。湿纸巾当中所含的这种化学成分比加湿器杀菌剂里面的人工化学物质毒性更强。

十六烷基三甲基溴化铵——这个冗长的化学名称，一时间成为各大门户网站实时搜索的热门关键词。平日里从不关注湿纸巾的各种媒体为了获得更高的点击率，争相发表了各种大同小异的报道，使得人们对湿纸巾内所含的人工化学物质的争论越来越激烈。

每当湿纸巾里所含的化学成分成为舆论焦点的时候，湿纸巾生产销售企业的反应都是如出一辙。无论是大企业，还是中小企业，都纷纷拿出各种化验报告和相关的资料，证明其公司生产销售的湿纸巾安全无害，与那些害群之马划清界限。如果有人指名道姓，说某公司的产品当中含有害成分的话，该企业就会以"含量未超标，在安全范围之内"这种媒体回应常用语回复大众。

每当社会上广泛讨论湿纸巾的时候，妈妈们总是最忙的。她们会把那些含有有害的人工化学物质的湿纸巾品牌找出来，列一个黑名单，然后通过社交网站、论坛和博客，将这些信息传播出去。某些品牌的湿纸巾一旦被妈妈们列入了黑名单，那么该企业的湿纸巾销量就会一落千丈。

曾经被人们认为是安全可靠的
湿纸巾并不安全，也不可靠

有关湿纸巾有害成分的争论已经持续了数年。妈妈们始终搞不明白：到底要不要用湿纸巾？到底有没有无害的湿纸巾？实际上，我们更应该关注一下湿纸巾的保质期。只要仔细分析了湿纸巾的保质期，我们就能够从有关湿纸巾有害成分的无休止争论当中走出来，得出一个明确的答案。

虽然各生产厂家在产品包装上注明的保质期千差万别，但总的来说，从出厂之日起，湿纸巾的保质期基本上都在45天~3年之间。现如今有些国家的法律规定，湿纸巾的保质期限最长不得超过3年。换句话说，湿纸巾里面的水最长可以保持3年不腐。

水在常温下，经过24~48小时之后，就极有可能会被污染。水溶液当中含有的钾离子、镁离子等多种矿物质成分在与空气接触之后，就会导致细菌和真菌的繁殖，从而使水变质。举一个简单事例来证明一下：洗完衣服之后，如果不把它拧干晾晒的话，那么在一天之内，衣服就会散发出腐败的臭味。

然而，湿纸巾里的水却可以保持3年不腐。这是真的吗？是真的。这是由于湿纸巾当中含有防腐剂，因此才能保持长时间不腐。我们一定要牢记：湿纸巾当中是肯定含有防腐剂的。无论是甲基氯异噻唑啉酮、甲基异噻唑啉酮，还是十六烷基三甲基溴化铵，无论名称如何变来变去，都改变不了湿纸巾中添加防腐剂的事实。

不妨听一听环境专家和湿纸巾业内资深人士的话，这样你就会明白，湿纸巾为什么必须添加防腐剂。吸了水的无纺布会比单纯的水溶液更适合微生物的生存繁殖。因此，湿纸巾厂家为了保证长达1~3年的保质期，就必须添加防腐剂。

韩国西江大学化学教授李惠焕曾说："未使用单独包装的大容量湿纸巾在接触空气之后，就一定会沾染细菌和真菌，从而变质发霉。因此，厂家为了让大容量湿纸巾不变质，必定会添加杀菌剂。"

他还指出："在湿纸巾的液体当中，除了纯净水之外，其他都是杀灭细菌和真菌的化学杀菌剂。可能有些杀菌剂不常见，甚至不是人工合成的化学物质，但无论怎么说，即便是从天然物质当中提取的成分，也并非是对人体无害的。"

此外，他还提到："如果一天给宝宝用上几十次湿纸巾，并且在使用后不用水冲洗的话，防腐剂便会破坏皮肤细胞，对婴幼儿的皮肤产生不良的影响，因为这些能够起到防腐作用的化学物质通常都具有毒性。"

湿纸巾当中有的不仅是水

如今市场上能够买到的湿纸巾不仅有防腐剂，还含有保湿剂、表面活性剂、油性物质、抗菌剂等多种人工化学物质。大家不妨看一下湿纸巾包装背面标示的成分，就可以看到至少5个，多到20多个陌生的化学名词。

大家千万不要因为这些化学名词太多、太专业，就怕麻烦不看了。我们还是有必要仔细地来研究一下湿纸巾里经常添加的化学物质。

首先从防腐剂开始，甲基异噻唑啉酮、苯氧乙醇、二氯苯氧氯酚、甲基氯异噻唑啉酮、苯扎氯铵、苯甲酸、苯甲醇、对羟基苯甲酸酯等都是其中具有代表性的化学成分。

这些成分在美国环境工作组（EWG）的化妆品成分分析网站SKINDEEP（www.ewg.org/reports/skindeep）上面都有公开的评级，被评定为3~7级的是需要特别注意的化学成分。

不过，随着近年来防腐剂成分受到广泛关注，上述的这些化学成分绝大部分都已经被湿纸巾生产厂家弃用。取而代之的是十六烷基三甲基溴化铵。这便是新闻周刊《时事频道》曾经报道过的、比加湿器杀菌剂毒性更强的人工化学物质。

十六烷基三甲基溴化铵（EWG评级为3级）是湿纸巾厂家找出来的、用来替代原先那些化学成分的。据报道，这种能够给人清凉感受的化学成分，会导致皮肤的过敏反应。目前该物质在化妆品产业中已被限制使用。然而即便如此，厂家依然把它添加到湿纸巾中。此外，湿纸巾中的脱氢醋酸钠（EWG评级为1级）和辛酰氧肟酸（EWG评级为0级）分别起到了杀菌和防腐的功效。

为了起到让皮肤保湿的作用，湿纸巾厂家还在产品中添加保湿剂。辛酸甘油酯（EWG评级为0级）、己二醇（EWG评级为0级）等，便有着保湿的功效。然而，需要我们特别留心的是丙二醇（EWG评级为3级）这种化学物质。该物质无色无味，添加在产品当中，会使得产品有着很好的保湿效果。但是，这种成分会给皮肤、内脏、大脑等人体器官造成很大的危害，甚至会造成残疾，同时还会导致内分泌紊乱、肾功能异常等一系列症状。

为了增强湿纸巾的抗氧化能力，湿纸巾厂家还会在产品当中添加酸度调节剂。打开湿纸巾包装之后，酸度调节剂可以抑制微生物在湿纸巾表面繁殖，间接起到了保鲜剂的效果。在酸度调节剂当中，具有代表性的有柠檬酸钠（EWG评级为0级）、亚硝酸钠（EWG评级为0级）、柠檬酸（EWG评级为2

级）、氢氧化钠（EWG评级为3级）。

另外，厂家还会在湿纸巾当中添加表面活性剂（乳化剂）。该成分具有清洁功能，可将污渍擦拭干净。常见的有聚甘油-5油酸酯（EWG评级为0级）、椰油酰谷氨酸钠（EWG评级为0级）、失水山梨醇油酸酯（EWG评级为0级）、氯化十六烷吡啶（EWG评级为2级）等。在用湿纸巾擦拭的过程当中，之所以会出现泡沫，就是因为有这些表面活性剂的成分在里面。近来，厂家为了减少泡沫，还会在湿纸巾里面添加消泡剂。

为了掩盖防腐剂、消毒剂等成分的刺鼻气味，湿纸巾厂家还会在其产品中添加消臭剂或香精。人如果长时间接触香精的气味，会引发头痛；另外香精还会导致皮肤和呼吸器官的过敏反应，因此一定要多加留意。然而，在日化用品当中，通常用到的香精共有250多种。就拿湿纸巾来说，其中所含的香精往往是好几种，我们根本不知道湿纸巾里面到底添加了多少种香精。

此外，湿纸巾当中还添加了绿茶精油、荷荷巴油、芦荟精油等油性物质。这些油性物质既可以防止皮肤表面水分的流失，具有保湿效果，同时还具有防腐的功效。

综上所述，湿纸巾不仅仅是简单的无纺布和水的结合，其中还含有很多人工化学物质。正因为湿纸巾当中含有许多人工化学物质，所以一直以来都是消费者关注的热点。随着舆论的传播范围越来越广，韩国已经正式实行全成分标识管理规定。自2013年1月全成分标识管理规定在韩国颁布后，历经6个月的过渡期，自2013年7月起正式施行。对于那些无成分标识的湿纸巾，消费者要坚决抵制。

真的有不含防腐剂的湿纸巾吗

目前，韩国有几家湿纸巾生产企业对外宣称其产品当中未添加任何防腐剂。然而就像上文所说的，倘若在湿纸巾中不添加防腐剂的话，那么就不可能有1~3年的保质期。韩国的一家生协（生活合作协会，类似合作社。协会内生产者与消费者直接交易，无须中间商的参与，入会需缴纳会费）也曾经尝试过生产一种不添加防腐剂的湿纸巾，但最终还是以失败告终。那么，这些所谓的不添加防腐剂的湿纸巾，到底是怎样制成的呢？

这些所谓的不添加防腐剂的湿纸巾当中，都含有锌沸石和辛乙二醇（EWG评级为0级）。锌沸石是天然无机物，具有抑制微生物繁殖的抗菌功能；至于辛乙二醇，往往被用于唇彩当中，具有很好的防腐效果，其作用类似保鲜剂。正因为以上两种成分均不属于化学防腐剂，故而厂家在用它们防腐的同时，对外宣称产品当中未添加任何防腐剂。

对于这种所谓的不含防腐剂的湿纸巾，韩国西江大学化学教授李惪焕就明确指出："所谓的不含防腐剂的湿纸巾，反倒比原先含有防腐剂的湿纸巾更具危害性。"因为这些用天然成分取代原有防腐剂的湿纸巾，防腐效果较差，相应的保质期就会变得极短，这就需要消费者更加留意。稍有不慎，湿纸巾被拆开后若保存不当，就会沾染大量的细菌等微生物，使得湿纸巾的危害加剧。

当真非使用湿纸巾不可吗

不知从何时起，湿纸巾成了生活的必需品。然而在过去没有湿纸巾的年代，我们用棉纱手绢或其他质地的手绢沾上水擦拭皮肤，或者干脆用脸盆盛水，用毛巾为宝宝清洗。即使是当今社会，也有一些父母坚持不给宝宝使用湿纸巾。

作为母亲的高晓庆，她的小女儿高恩伊才刚满150天，她就试着告别了依赖湿纸巾的生活。她认为，日化用品往往都会引发各种问题。因此她毅然告别了使用湿纸巾的生活。

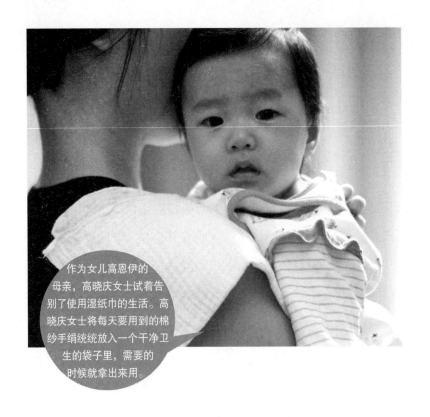

作为女儿高恩伊的母亲，高晓庆女士试着告别了使用湿纸巾的生活。高晓庆女士将每天要用到的棉纱手绢统统放入一个干净卫生的袋子里，需要的时候就拿出来用。

以前，她就尽量避免使用湿纸巾，用棉纱手绢或脱脂棉来替代湿纸巾。平日里，她让宝宝接触到的就只有棉纱手绢。在给宝宝擦脸、擦手、擦脚的时候，或者是换尿布的时候，她都选择使用棉纱手绢。同时在女儿的枕头和被子上，以及自己的肩膀上，都垫上了一层棉纱手绢。

她每天都会用到20~30张棉纱手绢。高女士把一天当中要用到的棉纱手绢，统统放进一个干净卫生的袋子里，需要用的时候就拿出一张。使用过的棉纱手绢会放在篮子里，经过蒸煮等方式清洁消毒之后，反复地使用。

"在清洗棉纱手绢的时候，即便是用有机洗涤剂也不安全。因为你无法将洗涤剂彻底地清洗掉，所以在使用的时候就会有泡泡产生。无论怎么蒸煮，洗涤剂的成分也无法彻底去除。所以，我不会把棉纱手绢放进宝宝的嘴里。"

高女士虽然不喜欢湿纸巾，但是在外出的时候，还是会迫不得已地使用湿纸巾。若是宝宝小便的话，她会用尿布直接擦拭；若是宝宝大便，且量很多，沾得到处都是的话，就会抽出一两张湿纸巾，把脏污迅速地擦拭干净，回家之后再用水清洗一遍。在高女士看来，湿纸巾的作用就是清洁打扫。

平日里，高女士就算是在一个小时之内哺乳好几次，也坚持不使用湿纸巾。她除了不给宝宝使用湿纸巾之外，也不给宝宝用婴幼儿爽身粉、婴儿润肤油、润肤露、痱疹霜等日化产品。即便因此有着种种的不便，高女士也依然坚持不用这些日化产品。

"周围的人在看到我的这种做法之后，往往会问'你是不是有洁癖啊？'此类的问题。正是因为湿纸巾要和宝宝的身体直接接触，所以我才不敢使用。既然我自己平日里从来不用湿纸巾，那么没道理让宝宝用湿纸巾呀。如果这些产品真的像企业宣传的那样，对宝宝无害，那我肯定也会去使用。我也不希望看到有关湿纸巾危害的报道，但是没办法，现实就是这样。我不求别的，只希望宝宝用的东西能够安全无害。真心希望厂商能够将心比心，凭良心生产产品，真正地做到让消费者安心放心。"

尽量少用湿纸巾，正确地使用湿纸巾

不可否认，湿纸巾的的确确给我们的生活带来了诸多便利。但是，我们也必须正视，湿纸巾里面含有的人工化学物质会在不知不觉残留在孩子的体内。专家们一致建议，最好不要给孩子使用湿纸巾。专家们还奉劝家长，若非万不得已，请不要将湿纸巾与孩子的面部以及身体各处的皮肤直接接触。

家长们若是不能放弃湿纸巾的使用，那么就尽量减少湿纸巾的使用频率。任钟焕教授就曾经建议家长们："父母们最好逐渐减少湿纸巾的使用量。平时在家尽量不要使用，只有在外出的时候，或者其他不可避免的情况下，有节制地使用湿纸巾。总之要尽量地少用，最好是用柔软的手绢蘸水给孩子擦拭。"

韩国劳动环境健康研究所所长任相赫在接受采访时说："湿纸巾当中的防腐剂往往会被皮肤所吸收，尤其是口腔，最容易吸收防腐剂，因此千万不要将湿纸巾放入口中。"另外，他还指出："为了不让湿纸巾的有害成分渗入皮肤当中，在使用完湿纸巾之后，就要立即将皮肤上面残留的水渍擦干净，或者用水冲洗干净。"

韩国西江大学化学教授李蕙焕也曾经指出："在这个世界上，任何事物都是既有利又有弊。为了不让湿纸巾沾染细菌、保证湿纸巾的干净卫生，于是生产厂家在其中添加了杀菌剂。但正是因为这种杀菌剂，反而使湿纸巾对人体有害。大家一定要认清这个事实。"

这种杀菌剂若是被人体吸收，很可能会引发各种问题。用湿纸巾来擦拭眼睛和嘴巴，都不是明智之举。因此，妈妈们尤其要注意尽量避免给皮肤娇嫩的宝宝使用湿纸巾。

不使用一次性湿纸巾

不仅是宝宝的皮肤不能与湿纸巾直接接触，而且，在擦拭宝宝的玩具的时候，也不要再使用湿纸巾。如果你下定决心不再使用湿纸巾，那么不妨试试棉纱手绢。妈妈们平时可以随身携带一些棉纱手绢，等到使用的时候，用水打湿就可以了。除此之外，妈妈们还可以在药店和网上购买脱脂棉，将脱脂棉剪成适当的大小之后，用水打湿就可以使用了。这也是韩国明星李承妍在电视上介绍过的方法。妈妈们还可以选择将不含荧光漂白剂的纸巾打湿后代替湿纸巾使用。

限制性地使用一次性湿纸巾

妈妈们平时可以少量使用湿纸巾，但是千万要避免湿纸巾与宝宝的生殖器等部位的直接接触。湿纸巾可以用来擦拭宝宝外露皮肤上的污垢。

使用干纸巾等替代品

当湿纸巾的危害性成为争论的焦点之后，一些企业随即生产了干纸巾这种新型产品，投放到市面上销售。干纸巾是用干燥的无纺布制成大小适中的纸巾后再进行包装的一种产品。只要在网上搜索一下"干纸巾"这个关键词，立马就可以看到各式各样的干纸巾产品。除此之外，市面上还有搭配干纸巾使用的蒸馏水销售，就连家用的湿巾机，市面上都有销售。

据悉，韩国一档热播的消费者维权电视节目《不满ZERO》与韩国知名亲子杂志《KizMom》中都推荐了"水纸分离（干湿分离）"的某湿巾品牌。该产品特点是使用前将超纯水倒入干纸巾袋中，使用期限不超过7天，这样能够从根本上杜绝防腐剂的添加，比干纸巾方便，比传统湿纸巾安全，它是目前韩国医院唯一能用于新出生宝宝的湿巾产品。

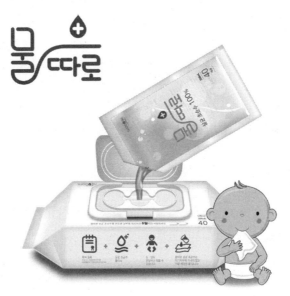

化工产品的使用历史才100年，"毒"已无处不在

空气、水、土壤等都是天然的化学物质，包括我们人体的蛋白质，也属于化学物质。我们平日里通过饮食所摄取的营养元素也都是化学物质。然而，这些化学物质已经被化工产品污染得面目全非，尤其是石油化工的产物，已经成了当今世界主要的污染源。这也是在石油能源的基础上，产业化、工业化、城市化迅速发展所导致的。

由于人口的爆发性增长，资源的严重不足，人们不得不使用大量的化工产品来摆脱这一困境。化工产品让人类社会变得更加繁荣的同时，所带来的危害也是不容小觑的。人类使用化工产品不过才100年时间，然而这些化工产品已经成为我们日常生活中必不可少的东西。化学工业已经渗透到人类文明的方方面面，摒弃化工产品，似乎就等于否认人类的文明，是根本不可能的事情。

如今，人们不需要出国，就可以吃到阿根廷的花生、美国的大麦、由马来西亚的酥油所制成的花生饼干。各种原产地不明、种植养殖方式不明的食材混在一起，就可以做出丰盛的牛排套餐。就拿快餐店的汉堡来说，烤肉汉堡里面的牛肉和面包，面包原料当中的牛奶、盐和白糖，撒在汉堡上面的芝麻，以及肉排当中的酱油和调料，这些食材是从哪里来的？是如何种植和养殖的？是否安全呢？我们都不清楚。

现如今，人们把化肥、农药、添加剂都当作是有害的东西，之所以如此，是因为有些人工化学物质进入人的体内之后，会对人体健康产生不良影响。虽然大米、大豆、蔬菜等天然食材也都存在一些毒素，但是由于人类的

长期食用，人体已经适应了这些东西，可以将其中有害的物质排出或分解掉。因此，这些天然食材当中，即使有着微乎其微的有害物质，也不会对人体造成什么危害。但是化工产品就不一样了，正因为人体无法适应这些人工化学物质，所以才会造成人体内部各个系统的紊乱。

迄今为止，人工合成的化学物质已多达1000万种。这些都是地球上原本不存在的物质。它们是人类为了更方便、更舒适的生活而创造、开发出来的新物质。然而，从20世纪后半叶开始，人工化学物质的广泛使用就显现出大量的副作用。甲状腺疾病、高血压、糖尿病、高脂血症等疾病的发病率开始剧增。自20世纪60年代起，各种人工合成化学物质引起的重大事故，在全球范围内频频发生。DDT杀虫剂事件、枯叶剂后遗症、被水银污染的鱼类和贝类，诸如此类的事故层出不穷，许多人因此而丧命。这些事故无一不是人工化学物质大规模扩散导致的。人工化学物质的危害，不仅仅是体现在这些有害化学物质的大规模扩散事故上，更多的是那些有害的化学物质，其毒性在经过一段时间的发酵期之后，才慢慢地显现出来。甚至还有一些人工化学物质的毒性，要在人体内积累到一定程度之后，才会爆发出来。尤其是石油化工产生的人工化学物质，长期残留在人的体内，迟迟不发作，其中的可怕后果可想而知。

最令人担忧的是孕妇体内的有毒有害化学物质对胎儿的危害。美国环境工作组的研究人员采集了10名新生儿的脐带血（残留在脐带中的血液），对此进行了研究分析。结果发现，这些新生婴儿的血液中共有180种致癌物质和217种有毒化学物质。这一发现，让全世界都为之震惊。人工化学物质的毒性，通过污染的空气、化学调料、加工食品、化妆品、洗涤剂等各式各样的渠道，严重地危害着孩子们的健康。我们生活的这个年代，毒性物质过剩，且无处不在。作为一名消费者，在这样的环境下，不得不时刻提高警惕，尤其是对这种关乎生命的问题。

纸尿裤是环保产品吗

纸尿裤，被厂家包装成环保产品的原因

如今市面上销售的纸尿裤，包装上都印上了"环保纸尿裤""有机纸尿裤"等显眼的提示。如果前面再加上"优质"之类的字样，那么价格也会随之提高10%~20%。另外，像"天然"这样的字眼，被用在纸尿裤上，也是屡见不鲜的事情。

让我们仔细想一想，厂家要在纸尿裤的外包装上面印上"环保""有机""优质""天然"等字样的原因吧。

纸尿裤，可谓是一种高级化工产品，是化学工业的突飞猛进带来的成果。不管是婴儿纸尿裤，还是成人纸尿裤，其中

都含有大量的人工化学物质，这是不容置疑的事实。正因为纸尿裤有着如此之多的人工化学物质，所以妈妈们在购买的时候，会十分注意它的安全性。于是，厂家就在纸尿裤前面加上"环保""有机"等修饰词语，这就是所谓的"放心营销"的策略。

对于妈妈们来说，纸尿裤是必不可少的婴儿用品之一。要想不用纸尿裤，那么就只有一个办法——使用尿布。虽然没有正式统计过目前仍使用尿布的家庭数量，但毫无疑问，这个群体一定是极为微小的。

纸尿裤"干爽"的秘诀，在你看不到的那一面

"有一次我在给宝宝换纸尿裤的时候，发现宝宝的屁股和私处都粘有许多类似褐色橡皮筋的东西，而且不单是某一个牌子的纸尿裤出现这种情况，好几个牌子的纸尿裤都有这样的问题。于是我便打电话给客服，反映了这种情况。客服那边似乎是司空见惯了，她让我把剩下的纸尿裤寄到他们公司，然后他们就会给我寄来新的纸尿裤。"

这是李惠媛（31岁）女士在一年前所经历的事情，她有一个15个月大的儿子。李女士担心宝宝的皮肤会出现问题，或者

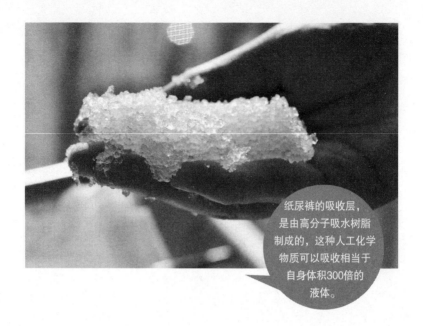

纸尿裤的吸收层，是由高分子吸水树脂制成的，这种人工化学物质可以吸收相当于自身体积300倍的液体。

是有什么看不到的人工化学物质渗入宝宝的体内等。为此，她多次打电话给客服，然而客服人员只是机械性地答复："所有厂家生产的纸尿裤，都有类似的问题，这种情况对人体无害。"客服方面除了这样的敷衍性的答复之外，没有给出更多的解释。李女士对此有些抱怨："其实我就是想知道粘在宝宝身上的到底是什么东西，如果他们能够给我解释一下，我也不至于这么郁闷了。"

实际上，李女士在宝宝身上发现的那种类似褐色橡皮筋的东西，是一种被称为高分子吸水树脂的人工化学物质，这涉及纸尿裤的核心技术。当我们将纸尿裤拆开之后，就会发现许多像盐巴一样的细小的颗粒，这些就是高分子吸水树脂。这些颗粒可以吸收相当于自身体积300倍的液体，是一种能大量吸收水分，并保持住水分不外流的人工化学物质。

高分子吸水树脂的多少决定了"纸尿裤的干爽程度"。有些高分子吸水树脂生产厂家，将高分子吸水树脂称为SAM（Super Absorbent Material）或者是SAP（Super Absorbent Polymer）等，但不管怎么称呼，它都是丙烯酸系的有机化合物。化学品厂商普遍看好这一类人工化学物质的市场前景，将它视作企业腾飞的契机，一心要开发吸收能力更强的新产品。然而，从来没有哪个厂商向消费者公开过高分子吸水树脂的成分，也从来不提及其中的危害性。实际上韩国也没有相关的明确法规，规定纸尿裤当中，高分子吸水树脂的剂量不得超过多少。

"在高分子吸水树脂当中，不仅含有聚丙烯这样的塑胶类物质，还含有热稳定剂和氧化稳定剂。而塑胶类物质、热稳定剂和氧化稳定剂都是具有环境激素作用的物质。因此，高分子吸水树脂与人体之间的直接接触，不能说就是一定安全的。只是目前还没有用任何的实验数据来证明它对人体的危害，所以才没有人提到这件事情。"

以上是韩国首尔科技大学环境工程系的裴在根教授在接受采访时所说的话。裴教授在采访中特别指出了纸尿裤当中的高分子吸水树脂可能对人体造成危害，并且呼吁："一定要有人来研究一下纸尿裤到底安不安全，这是一个极为重要的问题。"

目前，韩国国内找不到任何有关高分子吸水树脂危害性的争论。原因就在于，没有研究机构和学者对此进行过相关的研究，故而也就没有人对此关注。

以下是韩国《亲子》杂志的相关报道：

根据谷歌搜索的结果可以看到，美国AlterNet网站对高分子吸水树脂的使用有过这样的报道，"在婴儿纸尿裤当中，是否存在有毒物质，一直是有争议的。因为高分子吸水树脂当中的成分，与之前导致中毒性休克综合征而被迫停售的卫生棉条内含的成分，是一样的""关于它的有害性，曾经有过相关的研究报告指出，高分子吸水树脂很有可能会造成女童的尿路感染。即便没有这方面的问题，但如果不及时更换的话，也会导致皮肤出现红疹"。美国的专业性医学杂志《卫兹健康报告（*The Health Wyze Report*）》，就曾经明确说明，"高分子吸水树脂与葡萄球菌感染有关"。

仍在使用尿布的妈咪，是落伍了吗

　　纸尿裤之所以能够推广开来，最重要的原因就在于它的便利。至于尿布，远远不及纸尿裤那么方便。另外，纸尿裤有着超强的吸水性，一旦使用了纸尿裤，就会因为它的便利而对其产生依赖。

　　到目前为止，纸尿裤进入韩国市场不过才31年，然而年销售额却达到了6000亿韩元，可见纸尿裤的普及是多么的广泛和深入。对于家里有婴幼儿的父母来说，纸尿裤是必不可少的商品。目前，绝大多数人都宁愿选择纸尿裤，而不是传统的尿布。

　　其实我们应该关注一下，当今社会是怎样看待那些仍在使用尿布的年轻妈妈的。如今，对这些仍在使用尿布的年轻妈妈，态度早已有了翻天覆地的转变，说好听点是"奇怪的妈妈""有时间在家悠闲地带孩子的妈妈"，说难听点就是"已经落伍了"。

这些妈妈为了宝宝的健康着想，为了不让宝宝受到有害的化学物质的侵害，从而拒绝了生活当中的一些便利。然而从什么时候开始，这样的行为反倒是大众眼中的另类行为了呢？

这种社会意识的转变，让我们在盲从的同时，忽略了纸尿裤的安全性问题。然而这却是当今社会所必须解决的重要问题。尽管纸尿裤生产厂商一直在不断地改进产品的质量，但至今也没有彻底解决相关的安全性问题。高分子吸水树脂的安全性问题是当今社会必须要重视的。

虽然大部分有宝宝的家庭都在购买纸尿裤，但仍然有一小部分人坚持给宝宝使用尿布，并且推荐他人也使用尿布。

不要因为纸尿裤的便利放弃尿布

"我自己都能感觉得到，尿布比纸尿裤摸起来更舒服，何况是有着娇嫩肌肤的婴儿呢？"

刘艳静（32岁）女士有一个8个月大的儿子，平日里，她自己使用布制的卫生巾，自然也就给宝宝使用尿布。她在接受采访时说："我在分娩之前，就准备购置尿布，于是在网上查了很多信息。然而大部分信息和评价都是厂商雇人在网上发布的，基本上就看不到产品的缺点，一味地鼓吹各自产品的优点。最终无奈之下我只能去超市，亲自对各种产品进行认真比较，然后才决定购买哪个牌子的尿布。

"最开始的时候，宝宝一天要换大约15次尿布，等宝宝长大一些之后，换尿布的次数会减少到一天8~10次。若是宝宝腹泻的话，一天最多换20次尿布。我当初总共购买了25片尿布，这些尿布已足够我清洗晾干轮流使用。周围的人看我这样天天给宝宝换尿布、洗尿布，就有各种感慨，'真是了不起''你是怎么做到的呢'。其实我给宝宝使用尿布，也是没办法的事情，不用尿布用什么呢？从宝宝晚上睡觉时间逐渐变长开始，我就试着给他换上纸尿裤，然而宝宝觉得很不舒服。过节的时候我们全家外出，连续三天都给宝宝用的纸尿裤。结果宝宝的屁股上出现了红疹，他过敏了。我当时被吓了一跳。"

刘女士还说："尿布实际使用起来真是优点多多，它唯一的缺点就是需要清洗，但这对我来说也不是什么负担。"刘女士还说："只是最开始购买尿布的时候会多花一点钱，但要是长远来看，比起每个月都需要购买许许多多的纸尿裤，使用尿布就划算多了。而且使用尿布也不会有那种宝宝穿纸尿裤出现红屁股的事情，家里的垃圾桶里面也不会有散发臭味的废弃纸尿裤。"

韩多松（34岁）女士有一个24个月大的儿子。从宝宝出生到现在，一直都是用尿布。她当初也是朋友推荐的，因为朋友也在给孩子使用尿布。另外，在她怀孕期间，她还特地去拜访了一家纸尿裤生产厂商。她当时向工厂的员工询问有关纸尿裤的安全性问题，然而工厂的员工总是避而不答，于是她就更加坚定了给宝宝使用尿布的想法。

"在我最初决定要给宝宝使用尿布的时候，身边的人都提出反对的意见。大家都不理解，既然使用尿布是如此的麻烦，我为什么还要给宝宝使用尿布。然而实际上，说这些话的人都没有亲自尝试过给宝宝使用尿布，感受不到其中的好处。在我有了宝宝之后，结识了一些和我一样给宝宝使用尿布的妈妈，她们都放弃了当代化工产业所带来的便利。当然了，比起纸尿裤，尿布还可以节省不少费用。"

不要理会那些奇怪的偏见

当纸尿裤的安全性问题引起社会关注的时候，就有人指出，和纸尿裤相比，尿布也同样不利于环保。实际上，在很久以前就有人对此进行过相关的调查研究。韩国环境保健市民中心的崔艺荣所长10年前还只是该所的一名普通员工。他就曾经对尿布与纸尿裤的环保问题进行了对比研究。

"有些人认为在清洗尿布的时候，那些脏污也同样是一种污染；而且，洗尿布的时候会用到洗涤剂，这也是对环境的污染。但是，和厂家生产纸尿裤时所造成的资源和能源的浪费，以及废弃的纸尿裤所产生的环境问题相比，简直就不值一提。"对于尿布并非环保的这一说法，他是不认可的。

另外，韩国首尔科技大学环境工程系的裴在根教授也曾经指出："如果继续放任眼下这种使用和废弃纸尿裤的行为，它必将会给生态环境带来破坏，而且纸尿裤生产企业，除了要紧抓产品的安全性，还要进一步地研究资源如何再利用。"

婴幼儿皮肤屏障未发育成熟，因此要时刻留意

我曾经听到过这样的事情，宝宝刚生下来，胎盘里面能够闻到洗发水的味道。这意味着有很多人工化学物质，通过皮肤渗进我们的体内，并且在人体内不断地累积。我们的宝宝在婴幼儿时期皮肤屏障未发育成熟，更容易受到人工化学物质的侵害。那么，在选择日化用品的时候，我们应该注意哪些问题呢？

由于是直接接触到宝宝皮肤的日化用品，妈妈们肯定会在网上多番搜索，仔细比较之后才做出选择。那么，这些由妈妈们精挑细选的日化用品，其内部成分真的能够信得过吗？虽然很多人都看过有关日化用品的说明，还仔细观察了各种日化用品，但大多数会被铺天盖地的广告宣传所迷惑，不能真正了解这些日化用品的成分。

婴幼儿的皮肤特征

相对于成年人来说，婴幼儿的皮肤屏障功能薄弱，而且皮肤的厚度也很薄。婴儿日化用品的广告都是围绕着婴幼儿皮肤屏障展开的宣传。因此，妈妈们首先要正确地了解婴幼儿的皮肤特征，然后才能够真正地理解广告的内容。

婴儿的皮肤细胞，相互之间的黏性较弱，同时，黑色素细胞机能相对低下。很多人都认为会生成痣和斑点的黑色素细胞是不好的，然而，黑色素细胞生成的黑色素可以吸收紫外线，从而保护皮肤。由于新生儿的黑色素细胞机能较弱，所以在外出的时候，必须给宝宝擦上防晒霜。

同时，婴幼儿的汗腺机能低下，不能因为宝宝出汗较多或者生痱子就开空调，一下子降低室内的温度。

新生儿还比较容易感染细菌。相对于成年人来说，新生儿的皮肤对外部细菌的侵害反应更大。

在上述这些内容当中，妈妈们一定要记住一个关键词"皮肤屏障"。皮肤是由最外层的表皮、真皮以及皮下组织组成的。皮肤屏障位于表皮的角质层。通常被我们误认为是"表皮污垢"的东西，实际上就是角质。角质不仅可以防止皮肤的水分流失，还可以防止细菌的侵入。成年人的皮肤角质层比较厚，新生儿的皮肤角质层比较薄，会流失更多的水分，也更容易受到细菌的侵害。因此，对于宝宝来说，皮肤的保湿是极为重要的事情。

宝宝必备的日化用品
● 哪些保湿剂比较好？

对于宝宝来说，那些含有大量天然植物提取物的保湿剂和所含天然植物提取物较少的保湿剂，究竟哪一种更好呢？倘若一种保湿剂里面含有20多种天然植物提取物，那么它的价格相对就会高一些，但是对于妈妈们来说，或许还是会选择这种人工化学成分较少、含有大量天然植物提取物的保湿剂。

然而，妈妈们必须要明白，有些植物提取物会引起特应性皮炎。由于在人们的意识当中，人工化学成分一定是不好的，于是就理所当然地认为植物提取物是安全的。但是，并不是所有的植物提取物都对宝宝的皮肤有益。日化用品的成分往往都有香料和色素。就拿保湿剂来说，其中所含的香料和色素与保湿完全没有任何关系。妈妈们最好还是把各种香水和芳香剂从宝宝的身边拿开。这些含有香料的日化用品会侵害到宝宝的呼吸系统。

大部分日化用品当中都含有苯氧乙醇，这是一种防腐剂。虽然厂商用苯氧乙醇取代了危害性更大的对羟基苯甲酸酯，但是对宝宝来说，苯氧乙醇依然是有害的，因此在购买日化用品的时候，一定不要买含有该成分的产品。

那么，妈妈们是否需要根据宝宝不同的年龄段来更换保湿剂呢？韩国化妆品法规规定，洗发水、护发素必须注明未满3周岁以下的婴幼儿可否使用。然而实际上，日化产品的包装上面，并没有诸如"该成分对婴幼儿有害，禁止使用"的提示。这样，妈妈们就只能在了解了其中的成分之后，再做出选择。实际上，哪怕是成年人使用的日化产品，只要里面的成分是安全的，妈妈也可以和宝宝一起用。

● 儿童应该使用哪种防晒霜？

SPF指的是防晒系数。大多数人认为数字越大防晒效果越好，但事实并非如此。对于婴儿来说，大部分时间都是待在家里的，因此给他们使用SPF15的防晒霜就足够了。当宝宝长大，经常出门的时候，便可以使用SPF30的。澳大利亚人一般不使用SPF30以上的防晒霜，因为他们不需要更高的指数。

使用防晒霜的时候最重要的是用量。如果妈妈们没有正确使用，即使是涂擦了SPF50的防晒霜，也等于白擦了。妈妈们在给宝宝擦防晒霜的时候，可以稍微多擦一点，可以每隔2~3小时补擦一次。

● 宝宝应该从什么时候开始使用日化品？

目前为止还没有这方面的明确的实验数据。我们可以参考英国的一个实验结果。研究人员表示6个月以下的婴儿不能使用含有人工化学物质的日化用品。婴幼儿皮肤屏障具有高通透性，很难阻止某些人工化学物质由皮肤进入体内。6个月以下的婴儿皮肤屏障发育不健全，因此要避免使用含有人工化学物质的日化用品。6个月以下的婴儿需要用清水洗澡，不要使用洗发水、防晒霜以及保湿霜，但可以使用荷荷巴油或橄榄油来进行皮肤护理。

经常给宝宝洗澡其实并不好，一周洗2~3次是最适当的。倘若宝宝因为热而生痱子，可以用清水冲一下。倘若觉得宝宝身上某个部位太脏，用棉纱手绢仔细擦拭即可。

为了肚子里的宝宝，孕妇不得使用的三类化学品

● 染色产品

倘若你是孕妇，千万不要染发，而且别人染发时也不要靠近。"我生老大的时候没有染发，然而怀老二的时候染发了也没觉得有什么不适。"说这话的孕妇实际上也不在少数。她们并不知道染发的危害性。孕妇必须要注意，千万不要染发。另外，去理发店剪头发的时候也要多注意，理发店的客人烫发或者染发时用的药物具有挥发性，会通过呼吸道进入孕妇体内。进入母体的有害化学成分会直接影响到胎儿。

● 合成表面活性剂

孕妇在洗碗的时候必须带上橡胶手套。此外，孕妇家中不得存放香水和芳香产品。它们会通过呼吸道进入体内，扰乱人体内分泌系统，尤其是孕有女孩的孕妇需要更加小心。环境激素对所有的孕妇都是致命的，女性胎儿在肚子里的时候，卵巢就开始分化发育，已经形成了卵子，倘若妈妈受到环境激素的影响，那么女性胎儿体内的卵子也会受到相应的影响。男孩子要到青春期才会产生精子，相对来说是安全的。

● 美甲用品

怀孕期间应该克制对美甲的爱好。在烹饪的时候，制作副食品的时候，指甲上的人工化学物质会在不知不觉间掉进食物里面。这也就会导致肚子里的宝宝在无意间接触到人工化学物质。

第二章

传 递 到 下 一 代 的 毒 性 物 质

环境激素通过母乳直接进入婴儿体内

母乳中竟然含有有毒物质

　　韩国KBS教育频道前几年上映的《我们唯一的地球》系列节目中《母乳残酷史》一集的内容，让那些坚持母乳喂养的妈妈们都震惊了。当时参加节目现场录制，做了母乳检测分析的妈妈们都哽咽了。现场的妈妈们分别用母乳喂养宝宝长达1~10个月，拥有各种哺乳经历，然而她们完全不知道自己的母乳当中含有哪些成分。

　　她们不吃辛咸食物，每天喝一些对身体有益的果汁，尽量避免在外就餐。但母乳检测分析的结果，却让这些付出各种努力的妈妈们大失所望，结果完全超出了所有参与者的想象。

本以为健康安全的母乳竟然含有如此之多的人工化学物质。双酚A、杀虫剂DDT、溴系的阻燃剂（PBDEs）、全氟碳化物（PFCs）等，各种听过的没听过的人工化学物质从母乳当中被检测出来。妈妈们也不知道这些人工化学物质是从哪里来的、如何进入到母乳当中的，对此完全摸不着头脑。

实际上，相关的研究和实验就从来没有间断过，人们在母乳当中检测出环境激素也不是一天两天的事了。

2014年，韩国保健产业振兴院进行了母乳中有害化学物质的分析研究。他们在3~7月之间，从韩国四个区域（首尔、京畿·仁川、忠清、岭南）抽选出哺乳期妈妈264人，并分析她们的母乳成分、生活饮食习惯。研究结果表明，经常食用纸包装外卖比萨饼的女性，其母乳当中所含的全氟化合物、全氟辛基磺酸的浓度非常高。

全氟化合物是典型的环境污染物，从1950年开始用作表面活性剂和表面处理剂的生产原料。一般在蜡纸、食物容器当中都含有全氟化合物。

最新研究结果表明，全氟化合物具有神经毒性和肝毒性，对新生儿的体重和智力发育均产生不良影响。发达国家对此先一步进行了限制使用。

母乳中含有的环境激素不仅仅只是全氟化合物这一类。作为社会团体的韩国食品交流论坛曾发布过一则消息：首尔大学保健研究生院的崔景浩教授及其团队，于2012年4~8月期间，在首尔等四个城市的五个大学附属医院中，对62名分娩1个月的女性的母乳进行研究，结果在她们的母乳中检测出了邻苯二甲酸二辛酯（DEHP）、邻苯二甲酸二正丁酯（DnBP）等环境激素。分析结果显示，根据婴儿的体重不同，新生儿通过母乳每日摄取DEHP和DnBP的量分别为0.91~6.52ug/kg和0.38~1.43ug/kg。这个结果令人震惊。

崔景浩教授说："母乳喂养的62名新生儿当中，有5名新生儿每日摄取DEHP的量超出了最大限量，有4名新生儿每日摄取DnBP的量超出了最大限量。"

韩国国内报道称，20年前DEHP便已经进入到婴儿奶粉中了，这则报道当时引起了韩国社会的广泛关注。

崔教授补充道："不能因为这个研究结果，就中断宝宝的母乳喂养。建议产妇要尽量避免使用塑料材质的容器，同时尽量不使用保鲜膜等一次性食品包装和微波炉。只要做到这些，便可以大幅度地降低母乳当中的DEHP和DnBP含量。"

众所周知，母乳相对于奶粉在营养和免疫力等方面还是有更多益处的，而且妈妈们也都清楚这一点。母乳中牛磺酸、氨基酸的含量是奶粉的10倍，而且初乳具有保护胎儿和新生儿的肠黏膜的作用，还有提高免疫力的功效。

除此之外，母乳喂养更有利于母子之间的交流。婴儿在妈妈的怀里，与妈妈相互对望，对妈妈的声音做出反应，并且满足于吃饱的状态。妈妈在喂养宝宝的同时也会有满足感，同时有利于观察宝宝的状态。妈妈和宝宝在这样的情境当中一起不断成长。

母乳中的有毒物质究竟是怎么一回事

母乳当中检测出了臭名昭著的重金属铅和汞，还有危害宝宝生殖器官的双酚A，致癌物质二噁英等有害物质。这令所有的妈妈们都感到愕然。在妈妈体内残留的这些有害物质，到底是在什么时候、在哪里、通过什么途径进入到体内的呢?

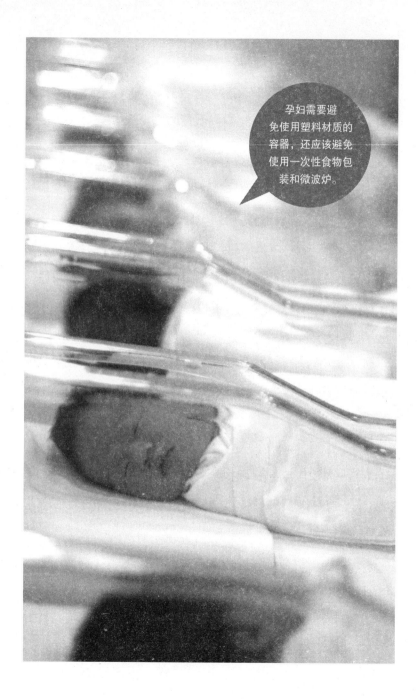

母乳中的铅是怎么进入体内的呢？实际上，铅就隐藏在陶瓷材质的器皿当中，彩釉上就含有铅。这样长期与彩釉接触，妈妈们就把铅带入了体内。

汞会不会通过日光灯进入妈妈体内，从而进入母乳当中呢？日光灯管里面就有液态汞，在产品的标签处就标有含水银（即汞）成分的警示文字，但只是建议对废弃的日光灯管进行适当处理，并没有说明产品本身所含有成分有毒性。实际上，含水银的产品在破碎时，或以不当的方式废弃、销毁时，水银会蒸发到空气当中，很容易被妈妈们吸进体内。

妈妈们为什么不能用透明塑料瓶喝水呢？因为大部分塑料瓶都会含有双酚A。双酚A能导致内分泌失调，损害人体生殖器官。

双酚A是塑料变软的时候产生的物质，在20世纪30年代，它曾经作为防止孕妇流产的药物，是一种人工雌激素。然而它却因为没有确切的药效，最终被用于聚碳酸酯塑料制造方面，其用途完全转变。把水装入透明的聚碳酸酯塑料瓶中，即使在室温下，也有可能产生有毒物质。

多溴联苯醚（PBDEs）随处可见，是一种被广泛使用的环境激素。塑料材质容易着火，因此添加了多溴联苯醚，作为一种溴系阻燃剂。阻燃剂成分吸附在灰尘上，通过空气进入我们的体内。化学纤维，电脑、电视、收音机等家电，桌、椅等日常生活用品，大都含有阻燃剂成分。

母乳中含有的最典型的污染物是二噁英。日本厚生劳动省在调查二噁英对婴幼儿的危害时，发现初乳当中二噁英的浓度极高，而且高龄产妇的初乳中所含的二噁英浓度最高。不仅如此，头胎的母乳比二胎和三胎的母乳污染程度更高。

韩国社会团体绿色联合曾发表报告称：丝绸壁纸、杀虫剂、煤气灶都会产生相应的环境激素。防腐剂、抗氧化剂、塑料、洗涤剂、芳香剂等化学品也都有同样的危害。香烟烟雾、汽车尾气中的二噁英，远比氰化钾的毒性强一万倍。

在日常生活当中，妈妈们所接触到的生活用品和所处的环境里有很多此类的有毒物质，从而导致母乳当中含有如此之多的人工化学物质，那么母乳究竟安不安全呢？

韩国食品药品监督管理局曾在2009年邀请50名哺乳期妇女参与了一项实验，测定母乳中的有毒物质种类和污染

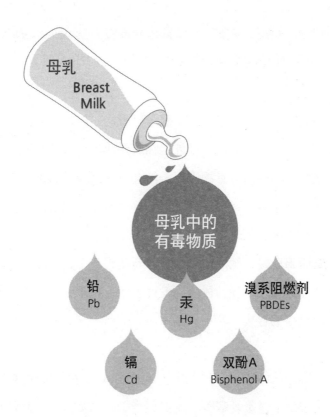

程度。

　　韩国食品药品监督管理局的研究结果表明，在母乳中检测出，滴滴涕（DDT: Dichloro-Diphenyl-Trichloroethane）含量的平均值为225.1ng/g fat，丙体六六六（HCH:Hexachlorocyclohexane）含量平均值为49.0ng/g fat。

　　根据检测结果可以看到，母乳中DDT的平均值，是世界卫生组织（WHO）发布的人体每日允许摄入量（20ug/kg/day）的1/31，可见母乳喂养还是安全的。

然而根据以上这些调查研究可以看出，妈妈们的体内中依然存在着有毒物质。由于母乳是在妈妈体内产生的，于是这些残留在妈妈体内的有毒物质，必然会进入到母乳当中。作家弗洛伦斯·威廉姆斯，凭借《乳房的自然与非自然史》一书，获得了去年《洛杉矶时报》颁发的"当年好书"的奖项。弗洛伦斯·威廉姆斯说，她之前看到一个新闻报道，人们在海洋哺乳动物和陆地哺乳动物的体内均发现了工业化学物质。由此，她对乳房改变了看法。

"乳房就好比一个蓄水池，其周边环境当中的物质都会被吸收进去。通过母乳喂养，我们相当于把当今社会工业化带来的化学污染直接传递给了下一代。乳房不仅是母子之间的连接纽带，还和我们周围的环境紧密相连。乳房对环境变化尤为敏感，只要你对乳房这一器官多关注，乳房就会告诉你更多有关环境的事情。"

"产妇吸收的环境激素都会通过母乳排出体外。"韩国庆北大学预防医学科教授李德熙在接受采访时如此说道。他还强调："乳房脂肪含量高。相比人体的其他部位，那些

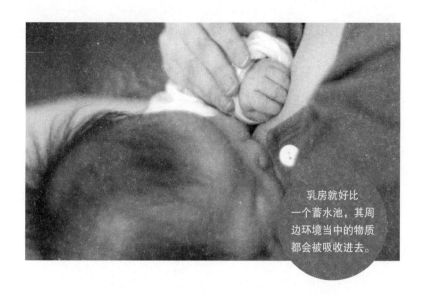

乳房就好比一个蓄水池，其周边环境当中的物质都会被吸收进去。

人工化学物质更容易、更多地进入到脂肪多的乳房以及母乳当中。"

妈妈体内所含的有毒物质是否能清除

有没有预防有毒物质入侵或清除妈妈体内有毒物质的办法呢？如何才能给宝宝提供更安全健康的母乳呢？

《Toxic Free: How to protect your health and home from the chemicals that are making you sick》是一本关于如何预防有毒物质侵害，保护家庭成员健康的书籍。书中强调，人体脂肪含量的多少与人体抵抗有毒化学物质的能力息息相关。人体的中枢神经系统的60%~80%是由脂肪酸（构成脂肪的重要成分）构成的。倘若人体的脂肪（酸）含量过低，那么就不能很好地抵抗镉、铅、汞等油溶性金属对神经系统的损害。譬如低脂肪饮食的人群由于体内脂肪含量过低，就会难以抵抗油溶性金属对身体的侵害。

要想补充优质的脂肪，最好食用一些有机农作物，因为喷洒农药的农作物会有农药残留。

除了补充优质的脂肪之外，妈妈们还应该食用一些有助于人体排毒的食物。妈妈们只有排出体内的有毒化学物质，才能够保证母乳的营养健康。大蒜、香菜叶和小球藻不仅有助于人体排出重金属和生物毒素，还有助于人体排出二噁英、邻苯二甲酸盐、甲醛、农药、多氯联苯（PCB）等。

专家建议，多食用富含纤维素的食物有助于将体内的环境激素排出体外。

妈妈们可以将没有打农药的苹果等水果清洗干净，连皮一起吃是最好的，还可以多吃一些新鲜的坚果，以及紫菜、海带等海藻类食品。

除了多食用一些有助于排毒的食物之外，哺乳期的妈妈还需要了解有哪些环境激素以及如何预防。不仅大街上有环境激素，就连我们家中，灰尘、室内空气中都存在环境激素。

《谢谢你，生态妈妈》一书的作者申根正，是韩国社会团体"绿色联合·市民参与团"的成员。他提出，要想预防环境激素对人体的危害，那么就尽量不要食用打农药的农产品，同时尽量不要在室内使用杀虫剂。

家中摆放薰衣草、天竺葵等草本植物的盆栽，或者使用香薰油，都有利于减少进入体内的毒性物质。另外，环境激素多为脂溶性物质，往往残留在动物油脂当中，因此，妈妈们平日里最好不要吃肥肉。

速食食品、加工食品当中都含有食品添加剂，而且食品的包装材料也不安全，大多含有环境激素。再就是大家都知道的，塑料器皿和一次性纸杯中含有双酚A，应该避免使用。

虽然目前我们不可能完全消除环境激素对我们的威胁，但只要妈妈们努力，完全可以有效地预防。当然，前提是妈妈们得了解环境激素以及影响母乳的其他化学物质，然后才能有针对性地做好预防措施。除此之外，妈妈们还需要保持良好的生活习惯。

添加了人工合成食用色素的糖果、饼干进入孩子的口中

"我要这个！"

"只要给你买这个，你就乖乖地自己走路吧？"

"我要这个！"

"给你买这个，你就自己走路哦。不能喊着让我抱你的！先拉钩！"

"嗯嗯。"

这是在便利店碰到的一位妈妈和宝宝之间争执的场面。宝宝被五颜六色的糖果迷住了，赖在超市门口，看着妈妈。妈妈想要拉他走，宝宝却赖在地上撒泼打滚儿，哭闹得厉害。

妈妈和宝宝之间的争执，最后怎么样了呢？妈妈提出倘若

宝宝乖乖走路的话，就给他买糖果。宝宝点头表示同意，妈妈把宝宝想要吃的糖果拿到收银台结账，宝宝这才止住了眼泪。

许多父母似乎都经历过类似的事情，他们都会利用饼干和糖果当作诱饵和宝宝进行"拉锯战"。有些父母甚至提前购置"哄孩子的糖果"，当宝宝不按照自己意愿行事的时候，父母们就会拿出糖果来控制宝宝的行为。在妈妈们经常去的育儿论坛里有许多妈妈都推荐的"哄孩子的糖果"这类帖子。就连在医院、药店这类和健康息息相关的地方，医护人员和工作人员也会用饼干和糖果去哄孩子。

宝宝们最喜爱的是五颜六色的、各种水果味的饼干和糖果。那么这些有着鲜艳的色彩、对宝宝有着极大诱惑力的饼干和糖果究竟含有哪些成分呢？父母们为了哄孩子而特意购买的这些零食中究竟有什么成分？

虽然不是所有的饼干和糖果都这样，但大多数饼干和糖果中都含有一种叫作人工合成食用色素的人工化学物质。食品专家介绍说，人工合成食用色素是毒性最强的食品添加剂之一，特别是对那些免疫力低下的婴幼儿来说，它的危害是很大的。

父母们知道人工合成食用色素的危害性吗？倘若知道的话，你们还会给孩子吃这些饼干和糖果吗？

儿童食品允许的7种人工合成食用色素

　　"正因为人工合成食用色素的危害性引发的争议不断，所以在食品添加剂当中，人工合成食用色素是受限制最多的添加剂之一。"韩国中央大学食品工学系的何相道教授对人工合成食用色素用一句话进行了概括。

　　根据何相道教授的讲解得知，人工合成食用色素是从大家熟知的焦炭的副产品——煤焦油中提取的染色剂。人工合成食用色素和柏油马路上的沥青（tar）是从同一种原料当中提炼出来的。毫无疑问，人工合成食用色素中没有任何的营养成分，只有染出黄色、红色、蓝色、绿色等颜色的染色效果。

　　然而，相对于天然色素来说，人工合成食用色素是人工合成的，价格低廉，色彩鲜明，因此经常用于糖果、饼干、冰激凌等食品的着色。韩国、美国等国家对人工合成食用色素的使用限制是最严的，由此可见人工合成食用色素的安全性是非常低的。

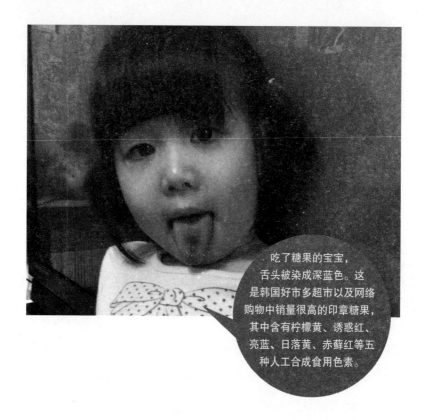

吃了糖果的宝宝，舌头被染成深蓝色。这是韩国好市多超市以及网络购物中销量很高的印章糖果，其中含有柠檬黄、诱惑红、亮蓝、日落黄、赤藓红等五种人工合成食用色素。

何相道教授说："从消费者的角度来看，韩国政府允许的添加剂当中，最没有好处的就是人工合成食用色素。"他还指出："人工合成食用色素当中还含有各种毒性物质。一部分研究结果表明，人工合成食用色素当中含有某些致癌物质，而且会对皮肤、甲状腺造成危害，需要逐步地禁止。人工合成食用色素这种添加剂还是少用为好。"

1962年，韩国颁布了《食品卫生法》，当时有19种人工合成食用色素被允许在食品中使用。时至今日，因其毒性危害和食品安全性等问题，只有9种人工合成食用色素被允许作为食品添加剂使用。

尤其是儿童食品中只允许柠檬黄、日落黄、赤藓红、诱惑红、固绿、亮蓝、靛蓝，共7种人工合成食用色素作为食品添加剂使用。对于其他两种人工合成食用色素（苋菜红、胭脂红）则禁止在儿童食品当中添加使用。

何相道教授还特意给记者指出，在大学食品专业的相关书籍《养生食物》（林善京，ThinkSmart，2009）、《亲环境饮食百科》（崔在淑，Damso，2011）、《危害宝宝的甜蜜诱惑》（安炳秀，国日出版社，2009）中，都提到了有关儿童食品当中添加的7种人工合成食用色素的危害性。

赤藓红会使人体缺少合成甲状腺素必需的原料——碘，从而导致甲状腺机能异常。而且，最近还有一种说法，赤藓红有可能会致癌。

有研究表明，柠檬黄会伤害到脑前额叶。脑前额叶的功能为判断、思考、记忆，婴幼儿的脑前额叶还处在发育当中，倘若摄取了柠檬黄，会有一定的危险性。不仅如此，有报告称，

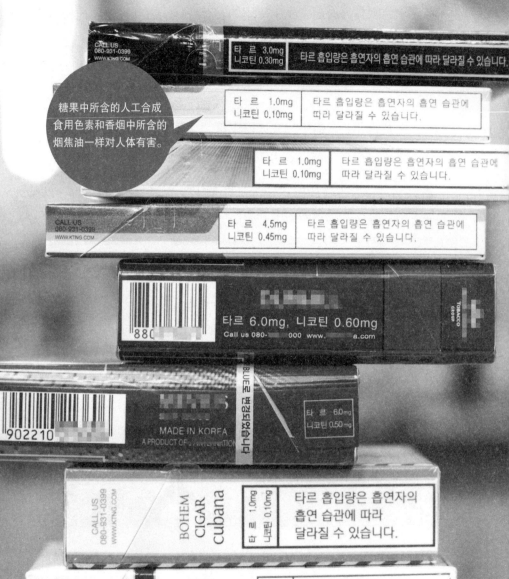

糖果中所含的人工合成食用色素和香烟中所含的烟焦油一样对人体有害。

柠檬黄还会导致敏感性皮肤瘙痒和风疹。

相关研究报告显示，日落黄和柠檬黄一样，都有可能引发过敏、哮喘、腹泻等病症。亮蓝会抑制消化酶发挥作用，降低人体消化机能。除此之外，人工合成食用色素中还含有一些能够导致肝脏疾病、血液疾病、肾功能异常等病症的有害物质。

人工合成食用色素中的苋菜红和胭脂红，早已被韩国政府禁止在儿童食品当中添加使用，因为这两种色素都会致癌。

有关人工合成食用色素的添加使用，包括美国在内的大部分国家都规定必须在外包装上标出来。

韩国Foodel食品健康研究所的安炳秀所长在接受采访时说道："胭脂红和苋菜红是禁止在儿童食品当中使用的添加剂，对于它们的有害性，相关的研究报告实在是太多了。并不是说这两种色素比其他色素危害性更大，而是它们被使用得过于频繁，因此，人们对这两种色素有害性的研究比其他色素要多。"此外，安炳秀所长还告诉我们："在人工合成食用色素诸多种类当中，大部分都有可能会导致癌症、过敏性疾病、多动症等。"

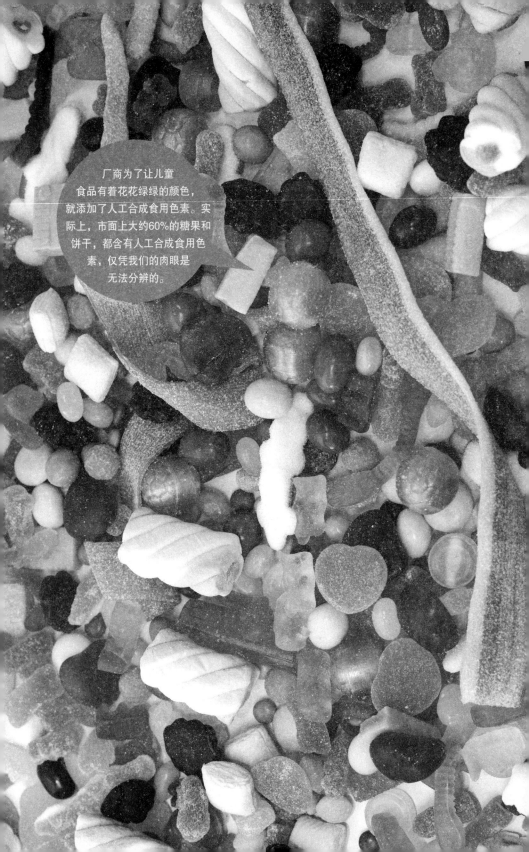

厂商为了让儿童食品有着花花绿绿的颜色，就添加了人工合成食用色素。实际上，市面上大约60%的糖果和饼干，都含有人工合成食用色素，仅凭我们的肉眼是无法分辨的。

实际上，目前韩国政府允许在儿童食品当中添加使用的7种人工合成食用色素，与禁止在儿童食品当中添加的2种人工合成食用色素——苋菜红和胭脂红比起来，从危害性的角度来看，根本就没什么区别。

安炳秀所长强调说："这些有害物质对抵抗力较弱的儿童来说，其危害性更大。"因为儿童的免疫系统低下，所以，相对于成年人来说，受到人工合成食用色素当中有害物质的影响更大。还有一些分析数据表明，近年来患有特应性皮炎的儿童比原先多了很多，这一切都与人工合成食用色素脱不开干系。安所长说："人工合成食用色素是最典型的过敏源，可以说它就是导致特应性皮炎的最大诱因之一。"何相道教授也曾说过："患有特应性皮炎的儿童在摄取了柠檬黄之后，红斑和瘙痒等症状会越发严重。"

含人工合成食用色素的食品随处可见

既然添加了人工合成食用色素的食品引起了如此巨大的争议，那么在我们的孩子身边，到底有多少食品是含有人工合成食用色素的呢？

韩国亲子杂志编辑部在首尔瑞草区瑞草洞的两家超市中随

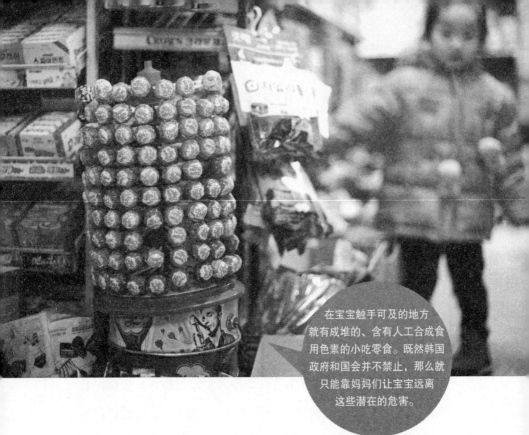

在宝宝触手可及的地方就有成堆的、含有人工合成食用色素的小吃零食。既然韩国政府和国会并不禁止，那么就只能靠妈妈们让宝宝远离这些潜在的危害。

机购买了软糖、焦糖、棉花糖等糖果类食品30个，发现其中含有人工合成食用色素的产品有18个，占了总数的60%。

倘若妈妈们对人工合成食用色素不加以留意的话，那么在自家附近的超市里购买糖果的时候，差不多有60%的概率会买到含人工合成食用色素的糖果。

最普通的硬糖、蚯蚓形状的沾满糖霜的软糖、涂了巧克力的糖、软绵绵的棉花糖、让嗓子变得清爽的润喉片等都含有人工合成食用色素。在以上随机购买的含人工合成食用色素的18个品种糖果中，竟然有5个品种的糖果同时含4种以上人工合成食用色素，而它们就摆在超市收银台前面，刚好是宝宝能够够得着的地方。只要宝宝伸出手，就可以将它放入妈妈的购物车当中。

为了避免让儿童接触到有害食品，韩国政府划定了"食品安全区"。所谓食品安全区是为了打造儿童食品安全环境，在小学、初中、高中周围200米范围内禁止销售危害儿童健康的不健康食品。

然而2013年7月份发表的韩国消费资源的调查问卷显示，小学附近诸如文具店等场所销售的饼干、糖果中，抽查100种食品，其中73种食品含人工合成食用色素。含2种以上人工合成食用色素的食品竟然有52种。而且韩国《食品卫生法》规定禁止在儿童食品当中添加的胭脂红，也在其中3种食品当中被检测出来。根据相关的动物实验结果报告，胭脂红确实会致癌，而且还有人指出，它会引发儿童多动症等疾病。目前美国已经全面禁止使用胭脂红。

另外，对其中30种食品做人工合成食用色素含量测试的结果显示，有4种食品被检测出含柠檬黄和胭脂红，其含量远远超出了欧盟规定的添加剂限量标准，而且是超出了两倍之多。欧盟规定，在使用这些色素的同时必须在外包装上印刷"可能对儿童的行为和注意力产生影响"等提醒说明文字。

不是专家就弄不懂的产品外包装标签

"倘若早知道人工合成食用色素的危害，我是绝对不会买给宝宝吃的。我是个对化学一窍不通的无知妈妈，真觉得对不住自己的宝宝。"这是一位妈妈的真情告白。

此前韩国"kakaostory亲子新闻"（kakao.ibabynews.com）发表了有关人工合成食用色素的原材料、用途、副作用、允许范围等一些信息，公开咨询妈妈们的意见，随即就有了上述的评论。

这位妈妈非常自责，她对人工合成食用色素的危害全然不知，同时还说道："韩国的化学添加剂使用标准总是很模糊，我们对此感到非常气愤。"

没想到家长们对人工合成食用色素危害性的认识如此模糊。现在的父母对孩子的食品安全尤为敏感，然而让人意想不到的是，他们竟然对人工合成食用色素的危害性毫不知情。

大部分家长都说："真没想到柏油路上的沥青，居然和儿童食品当中的人工合成食用色素是从同一种原料当中提炼出来的。我们现在才知道人工合成食用色素危害的严重性。"有一名家长说道："以前总认为，不过是食用色素，没什么大碍，等到了解真相之后，真的让我备受打击。"另一名家长指责道："韩国厂家怎么可以昧着良心在儿童食品当中添加人工合成食用色素呢？"

还有几名家长在那里诉苦："真不知道眼下有什么食品是能够放心给孩子吃的，到底要给他们吃什么呢？"其中一名妈妈问："我在怀孕期间都是喝水，绝对不喝饮料，不吃饼干。然而怎么样才能让宝宝也接触不到这类东西呢？"

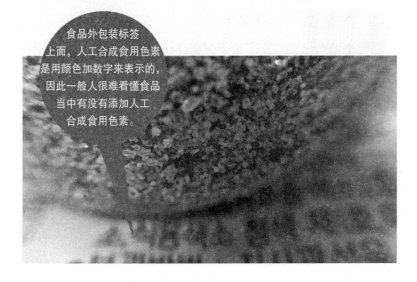

食品外包装标签上面，人工合成食用色素是用颜色加数字来表示的，因此一般人很难看懂食品当中有没有添加人工合成食用色素。

还有不少家长谴责韩国政府。一名家长说："真没想到事情会严重到这种程度。希望韩国政府能够督促厂家生产放心的儿童食品。"另一名家长说："只要是对身体有害的东西，哪怕只是一点点，也应该严令禁止。"

有些家长指出："因为我们不是化学专家、食品专家，所以就算是了解产品的成分，也不知道对人体是否有害。"另一名妈妈说："不要拿食物开玩笑，希望厂商能凭良心生产。也希望能够多一些与食品安全相关的公益广告或纪录片，让更多的人了解到人工合成食用色素的危害性。"

韩国食品药品监督管理局"无视"
广大民众对食品当中禁止添加人工合成食用色素的呼吁

眼下欧盟已经规定了糖果类食品当中人工合成食用色素添加限量标准，其中日落黄为35mg/kg，柠檬黄为300mg/kg。而且规定必须在产品外包装上标有警示文字。加拿大和澳大利亚也都规定了人工合成食用色素添加限量标准。挪威等北欧国家已经全面禁止人工合成食用色素在食品当中的添加使用。

因为人工合成食用色素对人体的危害性争议颇多，所以在完全证明人工合成食用色素食用安全之前，这些北欧国家都不会解禁。

与此相反的是，韩国政府居然允许在儿童食品当中添加7种人工合成食用色素，而且没有限量标准。2013年7月，韩国民众向韩国食品药品监督管理局提请"全面禁止儿童食品当中添加人工合成食用色素"。然而已经过了2年多，韩国食品药品监督管理局仍未有任何举措。

韩国食品药品监督管理局的相关人员一口咬定："此前韩国消费者提请全面禁止在儿童食品当中添加使用人工合成食用色素——这一提请并不妥当。由于全球范围内都有着关于胭脂红、苋菜红食用危害性的巨大争议，因此，我局已禁止以上2种色素在儿童食品当中添加使用。至于其他种类的人工合成食用色素并不存在安全问题。"

韩国相关机构的工作人员还表示："虽然有关人工合成食用色素危害性的争议颇多，但目前我国允许使用的7种人工合成食用色素还没有相关的研究数据报告证明其明确的危害性。只要能够明确证明其危害性，那么不止被韩国，将会被全球各国所禁止。"他还说道："（提及人工合成食用色素危害性的）教授们只是代表一小部分人的想法。人工合成食用色素是全世界范围内都在使用的食品添加剂，倘若要全面禁止，就得让全世界都禁止。"

韩国政府相关人员表示："关于人工合成食用色素用量的规定，到底多少才是安全的，目前正在研究当中。目前暂时还不能给民众一个准确的答复。"

在人工合成食用色素的有害性被确认之前，都不能说它是有害的——这就是韩国食品药品监督管理局的态度。既然韩国食品药品监督管理局持纵容态度，那么韩国的一些企业也就不把人工合成食用色素的用量当回事了。无论是进口到韩国的饼干，还是韩国国产的饼干，都大量添加人工合成食用色素。关于含人工合成食用色素的进口饼干，一位业内人士在接受采访时说道："我听说过人工合成食用色素的危害性。但既然韩国食品药品监督管理局许可，那么我觉得应该不会有什么问题。"

与此形成对比的是，有一部分企业为了提高儿童食品的安全性，由此建立的标准比韩国食品药品监督管理局颁布的标准还要严格许多。有一家饼干生产企业，从未在产品当中添加过人工合成食用色素。该企业的内部人员在接受采访时说道："对于儿童食品，其安全性是我们首先要考虑的。只要是让顾客感到不安的成分，哪怕一点点，我们也不会添加。"并且他还承诺："不仅是糖果，在冰激凌、饼干等各种食品当中，我们绝不会添加人工合成食用色素。"

为什么没有人工合成食用色素的用量标准

"就连一个分子都是有害的。"曾经先后两次获得诺贝尔奖的美国天才科学家莱纳斯·鲍林（Linus Pauling）博士，在回答人工化学物质对人体危害这个问题的时候，是这样说的。"至于人工合成食用色素这样的人工化学物质，不管剂量有多小，都会对人体造成影响。一个分子，这已经是构成物质的最小单位，比1pg（1微微克）还要小得多。"

知道了鲍林博士的这个回答，人工化学物质的危害就显而易见了。由此，我们应该知道如何去看待这些只是为了糖果好看而添加的人工合成食用色素。对于宝宝来说，含有人工合成食用色素的饼干、糖果等一些零食，即使只是吃了一点点，都是对身体有害的。

"食品添加剂的用量是一个很值得重视的问题，因此，韩国政府就必须要颁布法规，控制用量标准。倘若超过了一定的量，食品就会带有毒性。其他的食品添加剂都有用量标准，唯独人工合成食用色素的用量没有标准，实在是不像话，这是一个很严重的问题。"何相道教授在接受采访时如此说道，他还特别强调，"人工合成食用色素本身的毒性就很强，而且使用者是一些免疫力低下的儿童，因此，必须得有一个用量标准才行。"

只要登录韩国的食品添加剂数据库（www.kfda.go.kr/fa），我们就可以看到这样的规定："1kg面粉当中不得添加超过0.3g过硫酸铵（漂白添加剂）"、"（亚）硝酸盐（用在火腿、香肠等食品当中的成色剂）在加工肉制品当中不得添加超过0.07g/kg"。然而却没有人工合成食用色素的用量规定，仅仅只是注明了哪几类食品不得添加人工合成食用色素。也就是说，除了这几类食品之外，在其他儿童食品当中，不管添加了多少人工合成食用色素，都不会受到法律的制裁，这些食品也都会被投放到市面上销售。

何相道教授对此有所解释："糖果并非主食，只是一些零食，即使人工合成食用色素的毒性较大，但由于人们的食用量较小、摄入体内的人工合成食用色素不多，危害就不明显。这也就是为什么在韩国煤焦油色素迟迟没有一个用量标准的原因。"

在解释完这一点之后，何相道教授继续道："人工合成食用色素并非生理活性物质，对于食用者来说是有害无益的食品添加剂。正因为如此，我希望食品加工企业尽量不要在儿童食品当中添加人工合成食用色素，韩国政府方面也应该出台一个有关人工合成食用色素用量的规定。对于那些人工合成食用色素超标的食品加工企业，韩国政府就应该给予严惩。"

接着，教授又说道："那些儿童吃的糖果和饼干，颜色就那么重要吗？以前我们小时候吃的爆米花、玉米等零食，都没有鲜艳的颜色，我们大家还不是都吃了。倘若零食都没有鲜艳的颜色，那么小孩子们肯定也能接受。"

其实，只有靠妈妈们才能够让宝宝远离这些潜在的危害。对此，何相道教授也说了："妈妈是食品安全的最后一道关卡。"

妈妈们在购买儿童食品的时候，要养成一个习惯，仔细查看包装背面印刷的食品标签，进而确认其中是否添加了人工合成食用色素。另外，我想在这里叮嘱一下年轻的妈妈们，请大家尽量不要购买那些添加了人工合成食用色素的饼干等食品。倘若妈妈们都能做到自己也不吃那些添加了人工合成食用色素的食品，倘若所有人都做到了这一点，那么韩国就不会再有添加人工合成食用色素的食品了。

儿童饮料真的比可乐安全吗

"在我家，儿童饮料是被绝对禁止的加工食品当中的一种。"黄太英女士在接受采访时说道："我从不允许我的孩子们喝儿童饮料。"

黄女士曾先后担任CJ第一制糖、夏林集团等韩国大型食品企业的研究员。在过去的10年当中，包括饮料在内的几乎所有种类的加工食品的研发工作，她都曾参与。为了将这些能够激起消费者购买欲望的产品推销出去，她还参与过品牌的推广工作。

然而，她在怀上第二个宝宝的时候，开始对加工食品起了疑心。当初她在怀第二个宝宝的时候，担任一家食品研究所的酱料官能检查员。因为她整天都在品尝各种酱料，所以就没胃口吃饭，于是就吃点加工食品来对付一下。

"原先我对加工食品一点都不反感，反倒是觉得它很便利，吃起来是一种享受。之前第一个宝宝断奶的时候，我就买了市面上的断奶食品给他吃，另外每天都买西红柿果汁给他喝。然而，第二个宝宝出生时却出现了第一个宝宝从未有过的特应性皮炎。并且，在宝宝的脖子、手肘等部位，都出现了皮肤瘙痒，同时还出现了严重的斑疹。不单只是食品添加剂的缘故，我们在日常生活当中还使用着含有类似成分的沐浴露等各种日化用品。我觉得，种类如此繁多的人工化学物质才是罪魁祸首。"黄女士如此断言道。

从那时开始，黄女士就变成一个严格的妈妈，严厉控制着宝宝的零食。尤其是费尽心思让宝宝们告别各种饮料。"别说是碳酸饮料了，就连其他儿童饮料我也不会买给他们喝。"黄女士还说："原先有一次，宝宝的好朋友的妈妈给了他一瓶饮料，我当时一看到他喝这个，立马就抢了过来，扔进垃圾桶里。"也许是因为严加控制，今年9岁的二儿子的特应性皮炎已经好了许多。

目前，黄女士跟她的孩子们生活在加拿大曼尼托巴省的温尼伯市。她在曼尼托巴大学食品工程系工作，平日里研究一些功能性食品。像黄女士这样的，在食品研究方面孜孜不倦的专业人士，对儿童饮料表达了他们坚定的立场。

"宝宝如果哭闹、非要喝饮料不可的话，妈妈们就会拗不过，给宝宝买一些红色的、蓝色的印有卡通人物的饮料。或许我说得有点重了，但这实际上就是妈妈们怕吵、图省事的一种行为。这对宝宝的身体没有一丁点儿的好处。所谓的饮料，不过是水里面掺了大量添加剂的东西。妈妈们一定要注意，千万不要让宝宝养成喝饮料的习惯。"

儿童饮料的真面目

在诸多加工食品当中，黄女士唯独对儿童饮料有着强烈的反感，然而这不是没有原因的。目前，韩国根本没有相关的规定，表明儿童饮料当中不能添加哪些食品添加剂及其用量。换句话说，儿童饮料的生产标准和成人饮料是一样的。

实际上，在韩国食品药品监督管理局发布的食品相关标准里，根本就没有所谓的儿童饮料这种名称。饮料类的细分只有：水果、蔬菜类饮料，碳酸饮料，豆类乳类饮料，发酵饮料，人参、红参饮料和其他饮料，这六个类别。

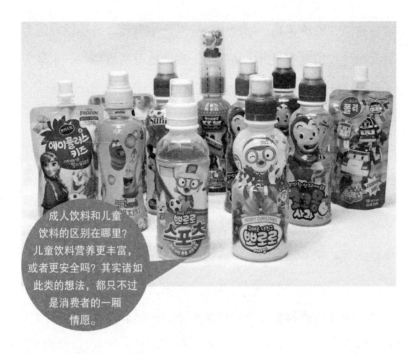

成人饮料和儿童饮料的区别在哪里？儿童饮料营养更丰富，或者更安全吗？其实诸如此类的想法，都只不过是消费者的一厢情愿。

　　韩国饮料分类的标准在于饮料的主要成分和含量。譬如，以水果、蔬菜为原料生产果汁、菜汁。那么，果蔬果汁（果汁、菜汁含量95%以上）和果蔬饮料（果汁、菜汁含量10%~95%）都会规定其所占比例。倘若没有这样的规定的话，那么厂商生产出来的必然都是其他饮料（果汁含量未满10%）。

　　实际上大多数饮料，比如果蔬饮料，都只能归类于其他饮料，是一种混合饮料。某业内人士在接受采访时说道："实际上果汁饮料当中，果汁和维生素B_2的含量是最少的。因为果汁含量越高，售价越高，同时也越容易产生沉淀。曾经就有因为沉淀物导致消费者投诉的情况。"对此他有所解释："正是为了避免这些纠纷，厂商才会把果蔬饮料制成一种混合饮料。"

虽然有保鲜剂、色素等食品添加剂使用量标准规定，然而却没有针对儿童饮料的特别规定。因此儿童饮料的添加剂含量，即使与成人饮料相同，也不会有任何法律上的约束。如果非要说儿童饮料和成人饮料有什么区别的话，也不过就是儿童饮料的外包装上面有小孩子喜欢的卡通角色而已。

至于儿童饮料里面含有的维生素、DHA和铁等宝宝所需的营养物质，实际上不过就是一些添加剂而已。然而这却误导了消费者，让消费者误以为儿童饮料比成人饮料更有营养。

不是草莓饮料，而是草莓味（香味）饮料

大多数家长坚决不给孩子喝可乐等碳酸饮料，然而对儿童饮料却有着宽容、放任的态度。

实际上，如果你真正了解儿童饮料当中所含成分的话，你就会发现，儿童饮料和碳酸饮料根本就没有什么区别。儿童饮料当中同样也添加了色素、香精、合成甜味剂、保鲜剂等基本

添加剂——这些全都是人工化学物质。

首先，儿童饮料有着孩子们喜欢的各种颜色，这是因为添加了色素。譬如焦糖色素、胭脂红等。韩国中央大学食品工学系的何相道教授在接受采访时说道："在儿童饮料当中，有很多毫无意义的添加剂，其中一个就是色素。实际上，色素除了能激起人们的食欲和购买欲之外，对人体一点儿好处都没有。"此外，何相道教授还提醒广大消费者："无论色素是天然的、还是人工合成的，无论色素的使用量大小，只要它是食品添加剂，那都是有毒性的。"

此外，饮料当中之所以有水果味，那是因为添加了人工合成的香精。同时，为了让饮料喝起来有水果的酸味，会添加苹果酸之类的酸度调节剂，或者再添加一点维生素C粉。如果饮料当中真的含有果汁的话，那么饮料瓶的外包装上面就会有水果的图案或名称。倘若只是添加了香精的水果味饮料，外包装上就不允许印有水果的图案和名称。即使是含有果汁的饮料，其中果汁含量的多少也是个疑问。曾经有业内人士透露，大部分水果味饮料当中，即使真的添加了果汁，其中的果汁含量也不会超过5%。

就连果汁饮料里面含量极少的果汁，也不是将新鲜的水果榨汁添加进去的。厂商为了延长饮料的保质期，减少运输、库存的费用，会对果汁进行加热浓缩。一般来说，浓缩果汁的浓度会是新鲜水果的5倍以上。在浓缩的过程当中，液体的体积也随着缩小了。实际上在浓缩的过程当中，营养成分都已经被破坏得差不多了。举个例子来说，橙汁饮料里面的果汁含量为3%，那么实际上只是添加了0.6%的浓缩果汁。

另外，饮料当中添加的人工合成的香精，虽然外包装上面会有"XX香型"之类的标示，但都是很笼统的。实际上，XX香型是由数十种添加剂混合而成的。虽然自2006年9月起，韩国食品药品监督管理局规定，所有食品原料的名称都要标示出来。然而香精是由很多成分混合而成的，厂商只会在外包装上面简单标示。因此，消费者根本不知道饮料当中到底添加了哪些人工化学物质。厂商这么做并没有违反韩国食品药品监督管理局的规定。

"不含XX"的饮料实际上更加危险

为了让饮料当中有甜味，厂家必然会在饮料当中添加人工甜味剂，如阿斯巴甜、三氯蔗糖、安赛蜜等。人工甜味剂甜度为蔗糖的200~300倍，但几乎不会有能量产生。人工甜味剂价格低廉，只要添加一点点就能产生让人满意的甜味，可谓是保质期长、性价比高的人工添加剂。然而人工甜味剂在人体内不仅不会被分解，还会干扰人体控制血糖的能力，从而导致血糖浓度过高。

然而，就算甜度是糖的100~200倍的天然甜味剂——酶法改性甜菊糖也会干扰人体控制血糖的能力。酶法改性甜菊糖，是对天然草本植物甜叶菊的提取物进行加工，然后再通过酶改性法引入一些新的糖基，以改善甜菊糖的甜质。这种酶改性法甜菊糖是扰乱人体糖代谢的罪魁祸首。

还有一些被用来代替白砂糖的添加剂，被称为XX醇。例如像木糖醇这样的添加剂，倘若摄入过多的话，可能会引起消化吸收不良、腹泻。就连被大家广泛认知的、热量比砂糖要低的氢化葡萄糖浆也是一样。虽然这些都是天然甜味剂，但仍然是经提炼而成的，所以根本就没有任何营养。

另外，饮料当中添加的维生素C、维生素D_3和乳酸钙也都是化学合成的。乳酸钙不是天然的钙而是人工合成的钙，维生素D_3也是化学合成的维生素，它们都不容易被身体吸收，而且还不容易排出体外，会在体内残留。

消费者特别要注意的是"不含XX"这样的宣传用语。人

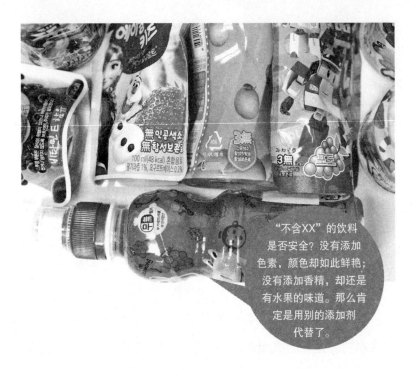

"不含XX"的饮料是否安全？没有添加色素，颜色却如此鲜艳；没有添加香精，却还是有水果的味道。那么肯定是用别的添加剂代替了。

们一看到不含保鲜剂、不含色素、无糖、无香精之类的标语，就很容易误以为该饮料无上述成分。然而这只是用来吸引消费者的虚假广告而已。没有添加色素的饮料，颜色却如此鲜艳；没有添加香精，却还是有水果的味道。那么肯定是用别的添加剂代替了。

说是无糖，却添加了液体果糖、异麦芽低聚糖、果寡糖等精制糖或是甜味剂。还有所谓的不添加保鲜剂，实际上却添加了具有防腐效果的各种提取物，如苹果酸。

妈妈们自己制作"妈妈牌饮料"的原因

为了避免人工化学物质进入体内，现在越来越多的人自己制作饮料。黄侑顺（36岁）女士有两个宝宝，分别是6岁的道允和4岁的夏妍。黄女士一直自己制作饮料给宝宝喝，原因就在于道允之前得了特应性皮炎。

"宝宝患上特应性皮炎后，我做什么都小心翼翼地。断奶食品也慢慢地少给他吃，让他有时间去适应。而且市面上销售的饮料，我都不会买给他吃。说起来，他还是在5岁上幼儿园的时候，才第一次接触到饮料的呢。"

黄女士经常做给宝宝们喝的一种饮料就是"五味子果汁"。具体方法就是把五味子擦干净后放在冷水里面泡一天，捞起来把水沥干之后，就可以混在水里喝了。这种饮料在家中就可以轻松地制作。

宝宝们在一旁帮忙，往水瓶里面放五味子，制作小装饰，用来放在五味子果汁上面。妈妈则是把柿子、苹果切得薄薄的，然后用星星形状、爱心形状的模具整形。除此之外妈妈们还可以把水果切块榨汁喝，或者是制作水果冰沙。因为水果本身就是甜的，所以不用添加砂糖、低聚糖等。

黄女士说："不单只是饮料，连宝宝们吃的零食，像是米糕、甜南瓜糕等，我也会尽量做得健康，毕竟不是其他东西，而是宝宝们吃的食物，除了更加小心之外也没有别的办法了。"黄女士继续说道："现在大宝的特应性皮炎已经好了很多了，我觉得这样的饮食习惯，对特应性皮炎的治疗有很大帮助。"。

　　接着她还说："宝宝们只要一看到儿童饮料，不管是什么味道，单单是那个卡通角色的外包装，就吵着说要买。不过，他们都在家里跟我一起做过饮料，他们也喜欢喝自己做的饮料。因此我会哄他们说，'回家之后，妈妈给你们做更好喝的饮料啊'，这样去说服他们也行得通呢。"说完她就笑了。

　　黄女士说："作为妈妈，要对宝宝吃的食物万分小心才可以。倘若买饮料给他们喝的话，宝宝们就会喜欢上酸酸甜甜的饮料。这时候再想让宝宝们摆脱诱惑不喝饮料就很难了。我跟他们说，回家自己做饮料喝，宝宝们就会有期待感，也就不会再缠着要买饮料喝了。倘若我图省事买给他们喝的话，搞不好会损害宝宝们的健康。"

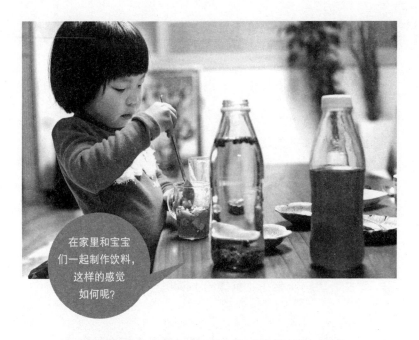

在家里和宝宝们一起制作饮料，这样的感觉如何呢？

专家提醒：一定要充分考虑到儿童的特殊性

"提高饮用水安全防范意识和食品安全一样重要。"英国自然水分摄取委员会（Natural Hydration Council）的一名工作人员曾经说过这么一句话。他强调说："无热量、无添加剂的水永远都是最好的饮料。"清凉解渴的饮料当中，水是最好的。

对于那些有着各种化学添加剂的儿童饮料，专家们的意见很明确。韩国中央大学食品工学系的何相道教授说："对于食品添加剂，不管怎么说（不管韩国政府方面怎么说），许可也好，限量使用也罢，它们都是有毒性的。对人体百害无一利。"他还肯定地说道："即使是添加一点点，也没有必要。

有害无益的东西，干脆就不要添加进去。"

何相道教授接着提倡："消费者应该选择添加剂最少的产品。企业应该考虑消费者的健康，一方面寻找安全的替代品，一方面减少添加剂的使用。"

韩国仁荷大学医学系研究生导师任钟焕教授，也同样指出："无论喝哪一种饮料，至少会有3种有害的食品添加剂进入到我们的体内。特别是儿童，相对于成人来说，排毒能力差，那些有害物质会在儿童体内不断积累。"

任教授还说："因为饮料的添加剂限量标准是参照成年人的体质来设定的，所以这些标准用在儿童身上是不合适的，什么样的后果都有可能产生。"然后他还强调："大家一定要记住，食品安全再怎么强调也不过分。"

巧克力派为什么长期不变质呢

　　虽说蜂蜜奶油薯片在韩国很受欢迎，但也比不上这个零食的人气，它就是巧克力派。自1974年4月巧克力派面世以来，韩国某食品有限公司生产的巧克力派，可以称得上是"韩国国民饼干当中的NO.1"，就算称它为"饼干中的帝王"也不为过。巧克力派是迄今为止，韩国饼干制造行业不灭的神话。甜甜的巧克力面包加上软软的棉花糖，这个魅力型的组合，让巧克力派在这40多年来，一直稳坐韩国糕点类零食销量第一的宝座。

　　2003年，巧克力派成为史上第一个当年累计销量达1亿韩元的副食品。特别是在2013年，巧克力派的当年累计销量打破了之前的记录，达到了2亿1000万韩元，这已是10年前的2倍之多。可以说巧克力派是韩国某食品有限公司最盈利的产品。因为巧克力派的巨大成功，其他食品公司也紧随其后生产类似的产品，以至于形成了巧克力派的特定市场，直至今天，巧克力派仍是饼干市场当中的重中之重。

巧克力派不单只是孩子们喜欢吃，连大人们也很喜欢吃，可以说是韩国的国民零食。然而，韩国饼干当中最具有代表性的巧克力派，为韩国国民的健康带来了哪些益处呢？作为韩国的国民饼干，其中又有多少对身体有益的成分呢？看来大家都不知道巧克力派当中的秘密。事实上，巧克力派当中含有大量的有害添加剂。

巧克力派当中人造奶油的秘密

"销量越好的饼干，其中的有害物质则越多。"安秉洙是韩国厚德尔食品健康研究所的所长。10年前，他曾担任韩国某食品有限公司商品开发组组长。如今的安秉洙从事着有关韩国儿童健康、韩国国民健康的工作。在记者问到巧克力派所含的有害物质的时候，安所长给出了上述的回答。

安秉洙所长当年在韩国某食品有限公司任职时，从事的就是饼干新产品开发的工作。因此，无可避免地每天要去尝试各种各样的饼干。正是因为这些饼干，让安所长的身心都受到了伤害。最终他抱着对饼干怀疑的心理，毅然辞职。

辞职后的安秉洙，先后出版了《饼干，危害孩子的甜蜜诱惑》（1~2卷）、《反式脂肪：危害孩子的美味诱惑》、《可怕的零食》等有关食品添加剂危害性的书籍。安所长还有一句名言："让我吃饼干，倒不如叫我抽烟算了。"如今的安秉洙是一位公众人物，通过写作、演讲和接受媒体采访来告知民众有关食品添加剂的危害性，推广良好的生活饮食习惯。

安所长说："韩国具有代表性的饼干——巧克力派，实际上是用人造奶油等各种化学添加剂制作而成的。甜味剂、反式脂肪酸等各种食品添加剂是当今加工食品最大的问题。"

巧克力派是由三部分构成的，表面是巧克力，中间是馅饼派，最里面那部分则是棉花糖。首先最表面的巧克力，并不是传统的巧克力，说白了就不是真正的巧克力，而是"仿造巧克力""假巧克力"，其主要成分是"代可可脂"。

提及巧克力的原料，无非就是可可脂、可可粉、可可液块。其中可可脂用途广泛，主要用于制作传统巧克力，同时还可以用来制作可可香料、香皂、化妆品等产品，是一种较为昂贵的原材料。正因为如此，厂商往往会使用成本低廉的代可可脂来取代真正的巧克力原料可可脂，用它来制作巧克力饼干、巧克力面包等食品。另外，厂商也会将可可液块作为原材料用来制作巧克力，但由于可可液块是一种着色剂，故而用量很少。

实际上，用来代替天然可可脂的代可可脂就是一种人造硬脂。它不是自然界存在的天然物质，而是一种人工合成物质，是会给我们的健康带来危害的物质。

在巧克力派的生产过程当中，这些人造硬脂、人造奶油不仅被用来制作巧克力，还被大量添加到馅饼派当中。

人造奶油是有机物与氢元素（H）产生化学反应得来的氢化植物油。在氢化处理的过程中，人造奶油里面会生成大量的反式脂肪酸。

反式脂肪酸会导致动脉硬化、脑卒中、大肠癌、前列腺癌、卵巢癌、高脂血症、糖尿病等各种疾病，还可能会导致细胞损伤、慢性皮肤病，它是一种人们熟知的有害物质。也正因为如此，近年来，厂商在生产人造奶油的时候，为了尽量减少

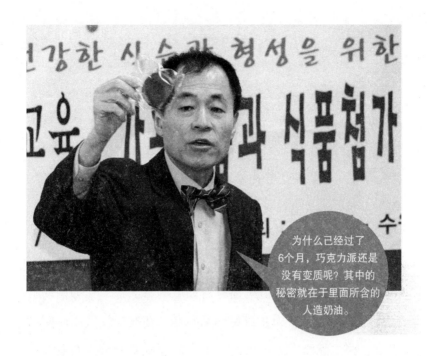

为什么已经过了6个月，巧克力派还是没有变质呢？其中的秘密就在于里面所含的人造奶油。

反式脂肪的生成，把氢化处理改为酯化反应。这是因为酯化反应生成的反式脂肪酸较少。

　　无论是经过氢化处理，还是酯化反应制造出的人造奶油，都是化学反应的生成物。和天然乳脂相比，脂肪酸构造有所差异，如分子被牵引，分子之间紧密相连，分子弯曲变形。我们的人体可以消化吸收脂肪酸，却不能吸收反式脂肪酸。因此，人造奶油当中的反式脂肪酸就会残留在体内，进而导致肥胖、高血压、心脏病、脑卒中、糖尿病、癌症等。

2007年，一篇名为《给编辑的一封信：反式脂肪的健康替代物（Letter to the editor: healthy alternatives to trans fats）》在国际医学专业杂志《营养与代谢（Nutrition & Metabolism）》上发表。文章当中指出，厂家在生产人造奶油的时候，为了减少反式脂肪酸的生成，选择了酯化反应。然而，酯化反应生成的人造奶油，其毒性比氢化处理的人造奶油更强。不仅是人造奶油当中的反式脂肪酸在体内排泄不出去，还会导致人体的糖代谢紊乱。

安秉洙所长对人造奶油有着如下的看法："在韩国的食品行业当中，迄今为止讨论的都只是如何减少反式脂肪酸的生成，根本就没有人考虑过如何根除反式脂肪酸。然而在国外，很多科研机构都直接对人造奶油所产生的各种成分进行研究讨论了。可以说，人造奶油是导致现代病的代表性物质。"

为什么巧克力派半年都不变质

巧克力派里面的棉花糖，含有1/3的水分。按理说有水的地方自然就会有微生物增殖，然而巧克力派却和方便面一样，有着很长的保质期。无须冷藏、冷冻，在常温下就能完好无损地保存5~6个月。巧克力派整体所含的水分大概是

12%，这么多水分在里面，却能够在常温下完好地保存几个月的时间，这并非易事。那么，为什么巧克力派能够长期不变质呢？

巧克力派之所以能够长期保存，秘诀就在于其中的人造硬脂上面。你有听说过人造硬脂变质的吗？人造硬脂是一种人工化学物质，就连虫子、老鼠都不会去接近它。哪怕是夏天，不管怎么放置，它都不会变质。

然而，巧克力派里面却含有大量人造硬脂。因为人造硬脂是不会变质的，所以添加了人造硬脂的产品也一般不会变质。专家将人造硬脂称为不会变质的"塑料食品"。

安所长还解释："巧克力派中也会添加酸度调节剂，添加酸度调节剂之后，使巧克力派变成酸性。"然后他补充道："酸度调节剂就是用来抑制物微生物增殖的。"

此外，巧克力派当中的面粉也不容易变质。大部分的巧克力派产品都不是用韩国国产面粉，而是用进口面粉制作的。因为有些进口面粉中残留很多农药，用残留了农药的面粉制作的产品，微生物不容易繁殖。

进口面粉中的农药、人造硬脂和各种添加剂会延长巧克力派的保质期。而且即使过了5~6个月的保质期，巧克力派也依然不会变质。既然不会变质，那为什么还要设定5~6个月的保质期呢，这主要是考虑到它的口感。在放置5~6个月之后，巧克力派里面的水分都没有了，巧克力派的口感会变差，所以才会这样去设定它的保质期。

与之相对的，巧克力派生产企业则认为安所长所说的都是毫无根据的。韩国某食品有限公司的相关人员说了："不管他（安秉洙所长）是出于什么意图，也不管他有什么主张，他的说法都是没有任何根据的。那只是他个人的想法而已。安先生说人造奶油是有害的，就等于把韩国的食品体系全部否定了。我们是完全遵照国家规定来生产的，并且很注重安全和卫生。"

每当有人质疑食品安全的时候，厂商的反应都是一样的。"的确使用了进口面粉来进行加工，但要说它有害的话，那就是没有任何根据的空穴来风了。难道我们国家的面粉里面就没有农药了吗？还有，我们制作任何食品的时候，都是严格遵照标准的，以确保不会对人体造成伤害。"这便是厂方的解释。那么，孰是孰非，就需要消费者自己去判断了。

袋装饼干也同样含有大量化学添加剂

韩国饼干当中最具代表性的巧克力派也不过就是这样了。那么，韩国超市、商店里贩卖的其他袋装饼干又如何呢？草莓味、鲜虾味、洋葱味、香蕉味等各种对于宝宝来说有着极大诱惑力的口味的饼干，里面是不是真的有水果、海鲜和蔬菜等天然原材料呢？

安所长是这样解释的："市面上销售的各种口味的饼干，大部分都添加了食用香精。"安所长还说："食用香精可不简单，举例来说好了，譬如说葡萄口味，它可以调制出甜的葡萄味、涩的葡萄味。儿童饼干当中的各种味道，全部都可以调制出来。"

在袋装饼干外包装背面的标签上，印着"烤肉味""蜂蜜味""草莓味""牛奶味""地瓜味"等，这些全部都是食用香精调制出来的味道。香精，总是让人误以为是单纯的发出香味的物质。但事实上，它却能刺激我们的味蕾，让我们感受到更加丰富的味道。换句话说就是，食品本身没有那种味道，是因为香精才让我们尝到那种味道。

"饼干的味道和颜色都是化学添加剂在'作怪'。饼干里面没有水果和蔬菜，只是添加了食用香精。在饼干的添加剂里面，最有害的物质就是食用色素。如今成人饼干基本上不添加食用色素了，然而儿童饼干当中，仍旧大量添加食用色素。胭脂红等人工合成食用色素是有害的，焦糖色素等天然色素也都是有害的。换言之，只要是色素的话，不管是天然色素、还是人工合成色素，都是有害无益的。"

而揭开食用色素黑历史的就是人工合成食用色素。人工合成食用色素是从焦化工业产品煤焦油当中提取的一种化学产物，可能会导致癌症、过敏、哮喘等疾病。如今人工合成食用色素的危害性已被人们所熟知。

由于越来越多的消费者了解到人工合成食用色素隐藏的危害性，这就迫使厂家不得不摒弃人工色素，改用天然色素。然而，天然色素也不能说是绝对安全的。

实际上，美国某医疗卫生专业出版社的记者露丝·温特（Ruth Winter）就曾经出版过一本书，名为《食品添加剂词典》（A Consumer's Dictionary of Food Additives, Three Rivers Press, 1999）。书中提到，大概在40年前，美国波士顿市的马萨诸塞州综合医院接收了一群病患，其中1名儿童病患就是因为食用天然色素而死亡，22人因此患病。

英国多动症儿童的家长支持团体就将胭脂红色素归于"禁止儿童食用的添加剂"当中。

"市面上所有的饼干，除了含有色素和食用香精这些添加剂之外，还有使饼干味道更好的人工调味料、人造奶油、甜味剂等有害物质，大部分饼干都含有5种以上化学添加剂。这些化学添加剂没有任何营养，对人体健康百害无一利。"安所长说道。

然而，即使已经知道饼干的危害性，家长们要想完全不给宝宝买这些东西其实是很难做到的。关于这一点，安所长建议说："也有一些注重儿童健康的食品企业，生产一些不含化学添加剂的饼干。虽然这些饼干价格有点高，但是不含色素、食用香精等添加剂。当然，不能说这是完全健康的食品，但比起市面上的其他产品，里面所含的人工化学物质算是很少的了。"

冰激凌对身体有害的原因

2006年的时候，在韩国某个儿童图书馆里面，一位老师带

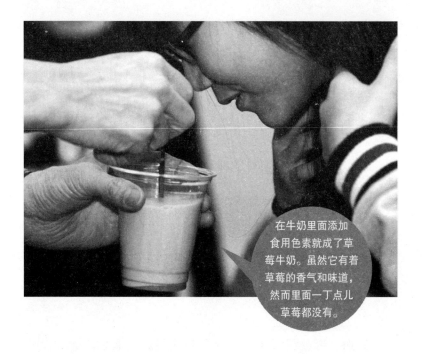

在牛奶里面添加食用色素就成了草莓牛奶。虽然它有着草莓的香气和味道，然而里面一丁点儿草莓都没有。

着一群孩子做了一个煮冰激凌的实验，本来是香甜水果味的冰激凌，一煮沸之后马上就散发出刺鼻的恶臭，而且看上去黏黏糊糊的。孩子们纷纷摆手，表示不敢再吃冰激凌了。然后这名教师就把这个实验结果，向一家报社投稿。后来在2008年的时候，韩国KBS电视台《海绵》节目专栏就报道这个实验结果，顿时引发社会的关注，迄今为止都还在网上盛传。

安所长对于这个实验结果是这样解释的："冰激凌内含乳化剂、食用香精、人造奶油、色素、甜味剂、酸度调节剂等有害化学添加剂，这些化学添加剂一旦被加热，就会发出恶臭，变质。"这个实验很清楚地告诉了大家，冰激凌里面到底有没有化学添加剂。

"冰激凌里面有很多的有害物质，其中危害最大的就是乳化剂。虽然乳化剂是无毒的，但进入人体之后，仍会产生副作用。乳化剂进入我们人体之后，会导致重金属、致癌物质、排泄物等油溶性物质排泄不出去。"安所长解释说。

在制作冰激凌的时候，要面临水和油不相融的问题，然而为了让水和油能够混合在一起，就会使用到大量的乳化剂。虽然乳化剂也有天然的，然而我们所吃的冰激凌，大部分都用的是人工乳化剂。由于人工乳化剂的乳化强度很大，所以各种有害成分都能混合起来。当人们吃了含有大量乳化剂的食品后，本来应该排出体外的有害物质都排泄不出去，从而导致许多疾病。

那么，那些专卖店销售的、比市面上普通冰激凌贵5~10倍的冰激凌，会不会好一点呢？是不是不含化学添加剂呢？

安所长断言道："大部分专卖店里面的冰激凌，也一样会添加各种化学添加剂。"他还说："决定冰激凌价格的，只在于其中乳脂的含量多少，根据含量多少而产生价格上的差异。"

按照安所长的说法，价格低廉的冰激凌，使用的不是天然乳脂，而是价格低廉的人造奶油。专卖店的冰激凌，价格之所以高，多半是因为使用了较多的天然乳脂。

那么市面上就找不到健康的冰激凌了吗？到底能够给孩子们吃些什么呢？安所长表示："有一些专卖店将健康冰激凌和健康饼干作为卖点。健康冰激凌当中有水果、蔬菜、牛奶、天然蔗糖等成分。用这么多健康原材料制成的冰激凌，才是值得信任的。"

这些有害物质为何还不被禁止使用

韩国政府为何不禁止这些有害添加剂的使用？安所长是这样说的："虽然韩国政府想要禁止这些对人身体有危害的添加剂的使用，但是行不通。即使像美国这样的发达国家，也没有食品添加剂相关危害性的科学标准。"

如今美国正主导着全球食品行业的标准与趋势，那么美国就必须要有一个关于食品添加剂危害性的科学标准。另外，针对食品添加剂的危害性研究，需要大量的人力物力。韩国目前

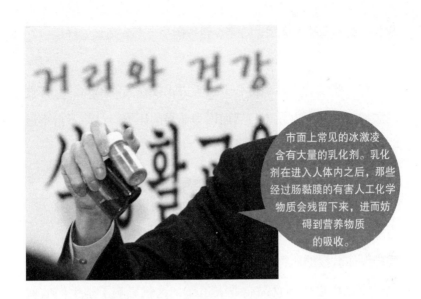

市面上常见的冰激凌含有大量的乳化剂。乳化剂在进入人体内之后，那些经过肠黏膜的有害人工化学物质会残留下来，进而妨碍到营养物质的吸收。

还不具备这方面的条件，只能是紧随美国的标准。如今美国不禁止这些食品添加剂的使用，那么韩国也就理所当然地不禁止。

倘若韩国单方面禁止使用这些有害的食品添加剂会怎么样呢？安所长表示，届时，世界卫生组织（WHO）一定会询问"禁止的理由"。然而韩国目前还没有相关的研究结果，给不出"禁止的理由"。因此，目前韩国尚不能单方面禁止使用这些有害的食品添加剂。

"那些食品行业的巨头，一定会想方设法来维护自身的利益。对于有害食品添加剂管理法治化及其实施过程，那些食品行业的巨头不会袖手旁观，一定会百般阻挠。"安所长这样说道。

有一些学者，由于良心上过不去，仅在大家熟知的有害食品添加剂的问题上发声，然而因为业界的压力，最终不得不退缩。

"在韩国那些触动企业利益的研究结果很难公之于众，因为触动了企业的利益，就无法从企业那里获取研究经费，甚至都难保住教授的职称。企业的力量不容小觑。另外，自己的学生毕业之后也要到食品企业去工作，这就影响了学生们的就业。因此，很少有人敢去发声。"安所长强调。

然而，不是所有的学者都选择了沉默。玛丽·艾尼格（Mary Enig）是美国马里兰营养师协会的会长，是研究反式脂肪酸的权威人士，在脂肪研究领域有着极高的威望。在乳脂业界，玛丽·艾尼格是各企业的"1号警戒对象"。虽然玛丽·艾尼格经受了来自各方面的打压，但依然坚持研究反式脂肪酸，并将它的危害性公之于众。正是因为玛丽·艾尼格的正直与善良，如今人们才能够了解到反式脂肪酸的危害性。

安所长曾经在2005年出版过一本关于食品添加剂危害性的书，当时受到了各方面的打压。"这期间，我也采取了一些法律措施来保护自己。曾经有人警告我，让我'不要再活动了'。我还了解到很多因为饼干卖不出去而无法还债的人。因此我在公众的视线当中消失了一段时间。这期间，我一直在思考到底想要做什么，什么才是正确的事情。经过一段时间的苦闷之后，我选择了如今这条路。"

挪威、瑞典等北欧国家率先禁止了人工合成食用色素的使用。特别是挪威政府，表明了自己的立场：直到能够证明人工合成食用色素的安全性的那一天为止，挪威将会一直禁止人工合成食用色素的使用。

食品加工企业会自己看着办

在遭到多方阻拦的情况下，安所长认为，消费者自身的观念才是最重要的。

"对食品加工行业不要抱有太大的期望，然而就只能这么放任下去，就没有一点办法了吗？其实，消费者不去购买就是一个很好的办法。只要那些不想再食用有害食品添加剂的人们，能够齐心协力都不去购买此类的产品，那么这个问题就会很快得到解决。"安所长建议。

安所长认为："如果消费者能够坚决抵制这些含有有害添加剂的加工食品，多选择一些健康食品的话，那么食品加工企业自然而然地就不会再生产这些含有有害食品添加剂的加工食品，转而生产健康食品。"

妈妈们为了宝宝的健康，应该从现在开始，更多地去关注一下食品的安全。

安所长说："看一看那些患有癌症、高血压、心脏病、脑卒中、过敏性皮炎等现代病的患者，你就会发现，他们的疾病很多都是饮食不当导致的。不要认为与自己无关，大家都应该仔细地审视一下自己的饮食。眼下所有30~40岁有家庭有孩子的人，他们经历了加工食品急速膨胀发展的年代，受到加工食品的影响最大，可以说是最大的受害人群。免疫力低下和肥胖是比较常见的亚健康状态。这两类人群因自身生活习惯不好，使他们的孩子出现免疫力低下和肥胖的概率会大大增加。

最后，安所长劝告这些父母："即使多花点钱，也要尽量购买健康的饼干、拉面、冰激凌。虽然会多花一点钱，但从长远来看，却是省钱的一种方法。如果父母们斤斤计较那一点钱，以后会把更多的钱花到医院里。即使再麻烦，也要尽量多给孩子做饭吃，给孩子吃健康的食物。在把孩子送去学习钢琴、美术、英语等课程，给孩子请家庭教师之前，家长们应该先教会孩子正确的饮食观念。只有吃得健康，才能享受真正的教育。父母们首先要考虑的就应该是让孩子吃健康的食物。"

通过与孩子的交流，
让他摆脱零食、饮料、冰激凌的诱惑

● 告诉宝宝，食物进入体内之后，哪些能够发挥好的作用，哪些起到坏的作用。

● 和宝宝一起看糖果外包装的成分标签，然后故意问宝宝："糖果是由蔗糖做的，那为什么会是红色的呢？"从而引起宝宝的好奇心。

● 告诉宝宝："如果实在想吃的话，就告诉妈妈。"给宝宝选择的余地，让他学会克制自己。

● 在宝宝生日、外出郊游或者朋友聚会的时候，偶尔买一些宝宝想要的东西。

● 按时给宝宝喂饭，尽量少给宝宝吃一些刺激性的食物，宝宝就会慢慢地养成良好的饮食习惯。

● 带宝宝逛超市的时候，对宝宝说："饼干8元，菠菜14元。虽然妈妈现在很累，本来想让你直接吃点饼干就行了，但是妈妈很爱你，愿意买更贵的东西，为你做好吃的凉拌菠菜。"不要拿没有钱作为理由来搪塞宝宝，可以告诉宝宝，因为妈妈爱你，所以才更好买的东西给宝宝。

● 不要告诉宝宝："这里面被坏叔叔下毒了，不要吃。"因为这样会让宝宝从小对社会产生不信任感。妈妈们应该这样告诉宝宝："做这个东西的叔叔，可能不知道宝宝吃了会肚子疼，我们来告诉他。"

● 经常在爸爸、亲戚、朋友面前夸奖宝宝，譬如说："宝宝即使很想吃饼干，也会忍住的。"

奶粉真的能配上"安全"二字吗

对于还不能吃饭的婴儿来说，代替母乳的奶粉成为他们非常重要的营养源。然而在过去10年当中，关于奶粉的安全性问题一直被社会关注。奶粉中含有工业原材料三聚氰胺、放射性物质铯、重金属铅，甚至在其中还检测出细菌与大肠杆菌。这些新闻让妈妈们很是不安。

对于奶粉当中发现树屑、虫子、蛆虫等新闻，早已是司空见惯。就连给奶牛喂食转基因玉米的新闻，也不曾间断过。这些恶劣的事件，为何一而再，再而三地发生呢？

三聚氰胺为什么有毒

三聚氰胺是一种用氨气和二氧化碳合成的化工原料，一般用于塑料、染料、粘贴剂、阻燃剂的生产当中。

人体在摄取一定量的三聚氰胺之后，会导致肾结石、急性肾功能衰竭等肾脏系统疾病。倘若人肾脏的内分泌功能出现问题的话，会出现呼吸困难、意识模糊等症状，甚至会导致死亡。某些专家认为，其实三聚氰胺的毒性并不大。然而，在婴儿的配方奶粉当中添加三聚氰胺就非常可怕了。对于老年人、婴幼儿以及肾结石患者等免疫力较低的人群来说，这是非常危险的事情。

经济合作与发展组织（OECD）以及世界卫生组织（WHO）对三聚氰胺的毒性是这样评价的："倘若人体不断地摄入三聚氰胺的话，会导致肾结石。在给雄性大鼠喂食三聚氰胺的实验当中，大鼠也因此患上了膀胱结石。"

奶粉厂商为什么要添加三聚氰胺

那么，奶粉制造企业为什么要在产品当中添加这种有毒有害的物质呢？因为这些唯利是图的黑心企业想要用这种廉价的手段，来提高奶粉中的蛋白质含量。奶粉是根据蛋白

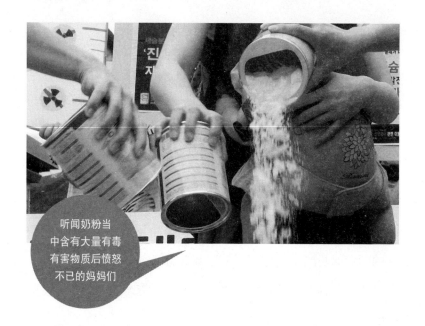

听闻奶粉当中含有大量有毒有害物质后愤怒不已的妈妈们

质含量的不同来划分级别的，厂家为了在品质检测的时候，能够获得高品质的判定，不择手段地在产品当中添加了三聚氰胺。

测定食品当中的蛋白质含量，一般采用凯氏定氮法。这种方法通过先测出奶粉的含氮量，然后由此推算出奶粉的蛋白质含量。由于碳水化合物及脂肪当中不含有氮，因此这是一种比较科学的测量方法。

然而，三聚氰胺的含氮量高达66%，因此只需要在食品当中添加一点点三聚氰胺，就可以得到蛋白质含量较高的测定结果。三聚氰胺和奶粉混合之后，测定出来的含氮量就会比较高，这样也就意味着奶粉的蛋白质含量高了，劣质奶粉摇身一变就成了高级产品。

玉米饲料的冲击

"倘若一直圈养，给牛投放特定的饲料，那么牛就会失去自己觅食的本能，很多牛所需的营养成分也都不能够补充。最终牛的肉、奶的品质都会很差。"汤姆·考恩（Tom Cowan）是美国圣弗朗西斯科的一名医生，他在接受韩国SBS电视台《玉米饲料的冲击》系列专栏的采访时，如此说道。汤姆·考恩对现如今肉牛、奶牛的饲养方法表示担忧。

牛以前一直都是吃草的，然而从1970年开始，全世界牛饲料都变成了以玉米为主。牛的副产品如牛奶、黄油、奶酪、奶粉的成分都随之发生了改变，这直接关系到人类的饮食健康。

畜产品的核心是玉米饲料

美国主导着全球的牛肉产业，在美国的中西部，有着大规模的肉牛养殖场，被称为饲养场。

澳大利亚一直以自然环境优美、畜牧业发达著称于世。在澳大利亚，目前有7000多个饲养场集中饲养肉牛，在那里，90%以上的肉牛吃的是玉米饲料。玉米饲料可以让牛更快地生长，并且长出像大理石花纹一样的、肥瘦相间的肉。

然而，玉米谷饲牛肉和草饲牛肉在营养成分上有着很大的差异。在《玉米饲料的冲击》（刘真均著，2011年）一书当中，以及2010年10月韩国SBS电视台播出的系列纪录片《玉米饲料的冲击》当中都提到了这一点，牧养的牛是吃草的，故而草饲牛肉含有草里面的多种营养成分。然而，在饲养场圈养的牛，吃的是玉米饲料，故而玉米谷饲牛肉所含的营养成分有限。

由于饲养场圈养的牛一直吃玉米饲料，因此，玉米谷饲牛肉的脂肪含量是草饲牛肉的十倍之多。显而易见，牧养生产的草饲牛的牛肉、牛奶等畜产品，比饲养场生产的玉米谷饲牛的牛肉、牛奶，更有利于人的身体健康。

牛的体内不能生成不饱和脂肪酸（由ω-6脂肪酸和ω-3脂肪酸构成），只能通过饲料来获取。根据牛吃的饲料不同，ω-6脂肪酸和ω-3脂肪酸的比率也不同。

草饲牛肉的ω-6脂肪酸和ω-3脂肪酸的比率为1：1~4：1，这是营养师提倡的最佳比率。然而，玉米谷饲牛肉的ω-6脂肪酸和ω-3脂肪酸的比率为20：1。草里面含有较多的ω-3脂肪酸，而玉米等谷物饲料当中，ω-6脂肪酸的含量是ω-3脂肪酸的60多倍。因此，我们在食用谷饲牛的牛肉、牛奶时，摄取的ω-6脂肪酸要比ω-3脂肪酸多得多。

ω-6脂酸酸对人体有什么影响

ω-6脂肪酸对我们人体会产生怎样的影响呢？专家提醒广大民众，要警惕由此诱发的癌症。加利福尼亚大学的某研究小组，以大鼠为研究对象，对此进行了研究，并发表在《癌症研究》期刊上。他们的研究结果显示给第一组大鼠投放的饲料当中，含ω-6脂肪酸的玉米脂肪占总热量的40%；给第二组大鼠投放的饲料当中，含ω-6脂肪酸的玉米脂肪占总热量的12%；结果显示，前者比后者前列腺癌的发病率高27%。

加利福尼亚大学洛杉矶分校综合癌症中心的约翰·格兰斯潘

（John Glaspy）博士在《美国国立癌症研究所杂志》（Journal of the National Cancer Institute）上发表的研究结果显示，将人的乳腺癌移植到大鼠体内之后，吃了富含ω-6脂肪酸玉米油的大鼠，体内的癌症肿块越来越大。不仅如此，女性如果经常食用富含ω-6脂肪酸的人造黄油，会导致乳腺癌发病率的增高。这个研究结果早在10年前就已经在希腊、美国等国家的出版物上发表了。

摄取过多的ω-6脂肪酸还会导致心脏疾病。1980年末，法国的研究人员将600名有过心肌梗死病史的患者分为两组。一组长期食用含大量ω-3脂肪酸的食物，另一组长期食用含大量ω-6脂肪酸的食物。这个实验在短短两年内就有了结果。长期食用含大量ω-6脂肪酸的食物的患者，最终有16名突发心肌梗死。

另外，ω-6脂肪酸与人体的肥胖也有一定的关系。ω-6脂肪酸能产生增进食欲的"内源性大麻素"。这种成分越多，人的食欲就越强，同时还会将摄取的能量最大化地贮存起来。此外，ω-6脂肪酸还能导致脂肪细胞的增多。对于生长发育期的儿童来说，大量摄取ω-6脂肪酸，脂肪细胞就会大量增加，成年后就极有可能会患上肥胖症。

然而危害不止这些，在人体日常摄取的ω-3脂肪酸远远少于ω-6脂肪酸的情况下，可能会导致儿童患上注意缺陷障碍（俗称多动症）以及骨质疏松症。

90%以上都是转基因饲料

玉米饲料不仅只有ω-6脂肪酸含量过高的问题，同时，玉米饲料往往还是转基因农产品，这一点也备受社会关注。

根据美国农业部2013年公布的数据显示，饲料用途的玉米90%以上都是转基因农产品。澳大利亚是种植转基因农作物的主要国家，因此该国也就将转基因玉米作为家畜饲料。韩国也是如此，2014年，韩国进口897吨转基因农产品，居世界第二位。

根据韩国生物安全性情报中心的数据，2013年全年进口的转基因农作物当中，玉米占89.7%，其中81%作为家畜饲料使用。虽然比不上其他国家饲养场的规模，但也在用转基因玉米喂养牛。

由于转基因是人工合成指定序列的DNA片段，故而全世界对转基因农作物的安全性一直存在争议。2012年，法国戛纳国际学院的一个科研团队在美国学术杂志上发表了一篇题为《食品与化学毒理学》的论文，其中指出大鼠长期服用转基因玉米会长肿瘤。

转基因食物与数千年来人类食用并产生适应性的食物不同，是人类此前从未触及过的食物。仅从这一点来看，转基因食物是存在危险性的。去年，韩国消费者保护院在题为《转基因标识制度的改善方案》的报告中提出了转基因农作物安全性的问题。其中涉及的问题有：转基因作物是否会产生有毒物质；长期食用是否会危害人体；是否会引发人体过敏；是否会导致人体必需的重要营养成分的转变；是否会导致人体内的病毒细菌产生很强的抗药性等。

由于转基因作物安全与否还没有一个明确的答案，因此用转基因饲料喂养的家畜产出的肉、奶等畜产品的安全性也很难有保证。

用转基因玉米饲料养殖的牲畜终会进入到孩子口中

韩国也普遍存在转基因玉米饲料安全的问题。目前，韩国肉牛、奶牛养殖，投放的全都是转基因玉米饲料，并且大量进口美国、澳大利亚的转基因玉米谷饲牛肉、乳制品。

韩国每年从澳大利亚、美国进口超过10万吨的牛肉。此外，韩国还进口美国和澳大利亚的奶酪、奶粉、牛奶、奶油、黄油等乳制品，年总量接近15万吨。眼下宝宝正在吃的牛奶、奶粉，十有八九就是从美国和澳大利亚进口的。

专家们一致认为，用转基因饲料养殖的肉牛、奶牛，其畜产品无论是牛肉、牛奶，还是奶酪、奶粉等，都含有大量的ω-6脂肪酸。特别是乳制品，对1岁以下婴儿造成的危害极大。

ω-3脂肪酸对宝宝健康有很多益处。在ω-6脂肪酸与ω-3脂肪酸的比例最佳的状态下，可以抑制身体的炎症。此外，ω-3脂肪酸可以起到降低胆固醇、促进血液循环、预防心血管疾病等功效。

不仅如此，实验结果还表明ω-3脂肪酸能提高骨密度，保持骨骼强健。美国德克萨斯州立大学某研究小组曾经做过一个关于骨质密度的实验。将大鼠分为两组，在两组大鼠的饲料当中，分别掺入10％的玉米油（含大量ω-6脂肪酸）和10％的鱼油（含大量ω-3脂肪酸），6个月后，后者比前者骨密度高20％。

ω-3脂肪酸对人体神经系统也有着很多益处。专家指出，ω-3脂肪酸有助于活跃人的大脑，在治疗忧郁症方面也有着显著的功效。

要想让宝宝食用健康的乳制品，远离转基因玉米饲料危害。那么在购买商品之前，尽量查明它的来源，即出产地的养殖环境、投放的饲料。直到把目标产品所有情况都搞清楚了，再决定是否购买，这是保护孩子的唯一办法。

转基因？不安全就是危险!

转基因技术（Transgenic Technology）是指非自然性地，人为改变遗传物质（DNA）的一种生物技术。转基因技术虽然提高了农产品的产量，但并没有得到科学界的广泛认可，关于转基因危害性的争议从未停止过。根据2008年韩国食品安全审查结果，转基因农作物有7类（大豆、玉米、菜籽、苜蓿、甜菜、土豆、棉花）共54个品种。

改变自然物种的遗传基因，产生新物种，是否会产生副作用呢？按照眼下的科学研究标准，只是假设它是安全的，于是在这种情况下转基因被认可。从2001年开始，韩国政府对转基因食品标记做出硬性规定：转基因成分不超过3%的产品、产品检测当中检测不到转基因成分的加工食品，或者产品当中前5种主要成分不包含转基因成分的，可以不作标记，但要附加一定的成分补充。

在日常生活当中，如何才能避免食用转基因食品呢？

● **常见的、转基因泛滥的食品尽量不要吃**

常见的转基因食品有大豆、玉米、棉籽油（植物油）、菜籽油（植物油）、南瓜、木瓜等。

● **食用有机食品**

有机食品禁止使用转基因技术。

● **食用牧养食草动物的畜产品**

　　圈养的牛、猪、鸡以及人工养殖的鱼类，大多投放转基因饲料喂养，而牧养食草动物，投放转基因饲料的可能性较小。

● **对食品当中大豆、玉米的成分保持警惕**

　　转基因食品当中，最常见的当属大豆和玉米。而大豆和玉米是食品加工生产当中广泛使用的原料，因此需要特别警惕。不要吃含有玉米糖浆和大豆卵磷脂（蛋黄、豆油等含有的复合脂质）成分的食品。应仔细查看商品标签，再进行选择。

● **去农产品、水产品交易市场或菜市场买菜**

　　与大型超市相比，当地农民卖的菜，转基因的可能性较小。

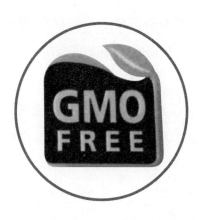

用问题食材制作的断奶食品

牛里脊肉40克、淘过的大米6大匙、海带若干、水2杯、生香菇1块、胡萝卜和南瓜各1小块、香油1小匙。

以上是安娜（化名）为明天的断奶食品准备的食材。她打算将食材分成两份，白天做牛肉蘑菇粥，晚上做牛肉蔬菜粥。

在听了育儿前辈所说的"宝宝三岁之前吃的牛肉都会被身体吸收，有助于宝宝生长"之后，安娜最近毫不吝啬地给8个月大的儿子吃牛肉，一天两次，一次20克。并且安娜计划等宝宝不再吃断奶食品的时候，给宝宝增加食量，像其他妈妈一样，每天给孩子吃一块手掌大的牛肉。

每天给宝宝吃牛肉，是一笔不小的开支。而且，就算韩国牛肉比进口牛肉贵，安娜也一定会买韩国牛肉，并且要挑那种对身体更有益的、不含抗生素的韩国牛肉，如此一来花费就更高了。尽管如此，安娜依然决定在宝宝3岁之前，都按照这一标准购买牛肉。因为宝宝的健康发育至关重要，不容马虎。

妈妈们看不见的食材真面目

宝宝断奶之后，就不再只是吮吸了，慢慢地开始习惯咀嚼吞咽、品尝酸甜苦辣，这时候宝宝就真正开始成长发育了。为此妈妈们总是小心翼翼，在宝宝的断奶食品上倾注大量的心血。为了挑选上好的食材做出健康的断奶食品，妈妈们总是费尽心思。

然而，购买有益于宝宝健康成长的上好食材，并不是一件容易的事情。虽然附近的超市里各种包装整洁的食材触手可及，但消费者对这些食材的加工过程是一无所知。因此，我们需要多留意，例如像安娜一样，挑选不含抗生素的食材。

可是，要想从食材外包装的标签上面找到食品的加工流程和相关信息，并不是一件容易的事情。而且，就算食材外包装上面有这类信息，若是没有知情人讲解，也是无从判断其是否健康安全的。

由于头发中的主要成分是角蛋白，角蛋白是含有碳元素的化合物，因此，美国的一名化学教授长期以来研究头发中的碳元素，以此来分析人们日常摄取的营养信息。他对两名韩国人的头发做了研究实验，实验结果表明，两人头发中分别含有16％和34％玉米的成分。然而，这两人在一年之内，只吃过一两次玉米。

为什么几乎不吃玉米，头发当中却能够检测出玉米的成分呢？韩国SBS电视台《玉米饲料的冲击》系列专栏曾经对这一实验进行过报道。记者为了了解韩国人平日里会摄取到多少玉米的食物来源，特意邀请专家对此做了检测。节目当中说道："就算人们不直接吃玉米，牛奶、鸡蛋等禽畜产品也会给人体带来玉米的成分。"

撇开不饱和脂肪酸的问题，实际上这种玉米谷饲牛肉的脂肪含量远远高于蛋白质含量。每天用牛肉制作断奶食品的家长，尤其要注意这一点。

研究分析显示，玉米谷饲牛肉的里脊肉，其不饱和脂肪酸含量远比草饲牛肉的要高出许多。《玉米饲料的冲击》系列专

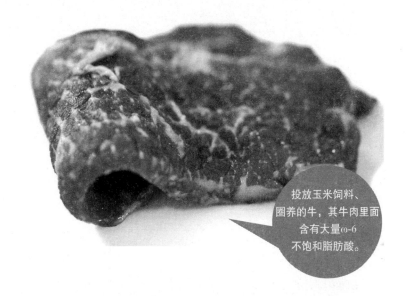

投放玉米饲料、圈养的牛，其牛肉里面含有大量ω-6不饱和脂肪酸。

栏的记者通过调查也同样得知，玉米谷饲牛肉的里脊肉，其不饱和脂肪酸含量至少是草饲牛肉的4倍以上。家长们之所以选择牛里脊肉来做断奶食品，就是认为其脂肪含量低，而实际上，牛里脊肉当中却含有大量的不饱和脂肪酸。

断奶时期，让宝宝爱上健康的味道

宝宝断奶以后就开始吃东西了，开始熟悉各种食物的味道。家长们要让宝宝尝到食材本身的味道，而不是盐和糖等调味剂的味道。断奶时期，家长们为宝宝选择食品时的注意事项，大致可以概括为以下三点：①食材本身的危害性；②食材当中有无农药残留；③市面上销售的儿童饼干、断奶食品，其中是否含有有害食品添加剂。

对待食材当中残留的农药，家长们必须掌握正确的洗涤方法。民间有一说法，将食醋、盐、发酵粉放在水中溶解，用此溶液来擦洗食材，农药便可除尽，但这种方法并没有科学依据。最有效的方法当属"浸渍法"。将蔬菜和水果浸泡在水里，1分钟后将水倒掉，重新注入后用手搅拌30秒左右，这样反复洗涤几次后再用水冲洗。

市面上卖的豆腐等食品或者儿童饼干等零食中，都含有食品添加剂。因此，我们不妨先了解几种具有代表性的、常见的食品添加剂。

防腐剂（Preservative）

抑制食品中微生物增殖、从而防止食品腐败的物质。有脱氢乙酸、山梨酸（EWG评级为3级）、山梨酸钾、苯甲酸钠、丙酸（EWG评级为1级）、对羟基苯甲酸甲脂等。

抗氧化剂（Antioxidant）

防止食品当中的脂肪氧化、酸化，起到延长保质期的作用。有二丁基羟基甲苯（BHT）、维生素C、亚磺酸（EWG评级为2级）、叔丁基对二苯酚、L-抗坏血酸钠等。

乳化剂（Emulsifier）

将不相溶的物质（水和油）融合在一起。有脂肪酸单甘油酯、硬脂酰乳酸钠、改性大豆磷脂（EWG评级为3~4级）等。

稳定剂（Stabilizer）

增加食品的稳定性，一般呈粉末状。有瓜尔胶（EWG评级为1级）、糊精（EWG评级为0级）、结冷胶（EWG评级为0级）等。

酸度调节剂（Acidity Regulator）

调节食品的酸碱度，保持食品味道的同时防止其腐烂。有柠檬酸钠、磷酸钙、水酸化钠、酰胺化果胶、DL-苹果酸钠等。

甜味剂（Sweetener）

即使只添加一点点，也会比白糖甜很多倍，是加工食品当中最常见的一种添加剂。有阿斯巴甜（EWG评级为0级）、木糖醇、糖精钠（EWG评级为1级）、安赛蜜、山梨糖醇、甘草酸二钠等。

食用色素（Color）

使食品的颜色看起来更加诱人。有固绿（EWG评级为4级）等16种人工合成食用色素，以及焦糖色素、浆果色素等天然色素。

香精（Flavoring Substances）

使食品闻起来更好，或者使其具有特定的味道。有香草香精、橙子香精等各种合成香精、天然香精。

增味剂（Flavor Enhancer）

我们通常所说的鲜味剂，实际上就是食品增味剂的一种，可以使食品味道更加鲜美。如味精就是食品增味剂中的一种。

食品添加剂不全都是有害的。食品添加剂往往是食品加工保存当中，不得不添加的物质。我们在购买食品之前，要先了解一下，该食品都含有哪些食品添加剂，这些食品添加剂的用途，是否有危害性，给宝宝食用之前是否要做相应的处理。做到这些，家长们就可以最大限度地避免有害物质进入宝宝的体内。

真的能够放心地呼吸吗

宝宝身上起了红疹，想着过一段时间就会好，但是红疹越来越严重，布满了全身。宝宝因为太痒睡不好觉，老是起夜，妈妈也为此不能安眠。昼夜照看身体不适的宝宝，最后连妈妈也得了病。

"真是身心俱疲。"这是一位妈妈的感慨，她的宝宝就曾经患过特应性皮炎。在育儿交流网站上传照片求助，想确定自己宝宝是否患了特应性皮炎的家长不在少数。据统计，2010年小学一年级学生当中，患过特应性皮炎的高达20.6%。发病率比10年前增加了7.2%。

类似特应性皮炎、哮喘病这种受到周围环境影响而引起

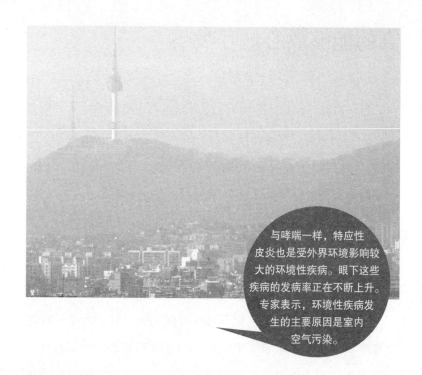

与哮喘一样，特应性皮炎也是受外界环境影响较大的环境性疾病。眼下这些疾病的发病率正在不断上升。专家表示，环境性疾病发生的主要原因是室内空气污染。

的所谓的"环境性疾病"的发病率处于持续上升状态。2008年，韩国国民健康保险工团的调查结果显示，环境性疾病患者在2002年有545万名，2003年增加到570万名，2004年有614万名，而2005年达到656万名，4年时间患病人数增加了20.9%。

专家们指出，环境性疾病的主要病因是由于"室内空气污染"。著有《Greener Cleaner Indoor Air》一书，研究室内空气长达40年的美国微生物学者马克·史奈勒（Mark Sneller）指出，在过去10年里，哮喘患者增加了58%、患癌概率也大大增加，原因就在于室内空气污染。

在2014年召开的有关室内可吸入颗粒物的研讨会上，韩国仁荷大学医学院医学研究所的吴志英教授在会上说道："目前，因室内空气污染而患有急性呼吸道感染的儿童人数正在不断上升，并且患心脏病和脑卒中的人数也同时增加。"同时，他还提醒大家："有一份报告显示，暴露在有害环境中的儿童成年后患阿尔茨海默症的概率也大大增加。"

室内空气污染最大的受害群体就是婴幼儿。按体重来计算，婴幼儿所需的呼吸量超过成人的3~5倍。因此，婴幼儿和成人在相同的环境中、同样长的时间内呼吸，他们所吸入体内的有害物质，必然超出成人的吸入量。

另外，和成人相比，婴幼儿的免疫力低下。长期研究有毒物质，出版了《我们每天都在"吸毒"》一书的徐贤熙，在书中强调："由于儿童的免疫系统发育并不完善，因此比起成人，他们在面对人工化学物质的时候身体会更加脆弱。最终在室内空气不佳的情况下，儿童往往会患上特应性皮炎等疾病。"

这也就是为什么强调幼儿园空气质量的原因所在。去年，韩国幼儿政策研究所发表的一项统计结果表明，孩子们每天会在幼儿园待5~7个小时，除去他们在家里的时间，他们待得时间最长的地方就是幼儿园了。近年来，双职工夫妇越来越多，渐渐地，宝宝们在幼儿园度过的时间也变得越来越长。

致癌的有害物质

那么，影响宝宝健康的空气污染物到底有哪些呢？近年来，在诸多污染物中，问题较严重的要数可吸入颗粒物、甲醛以及各种挥发性有机化合物了。

空气中的粉尘颗粒，根据其颗粒大小，可分为可吸入颗粒物和细颗粒物。可吸入颗粒物是直径小于10微米（1微米等于0.001毫米）的颗粒物，细颗粒物是直径小于2.5微米的颗粒物，比头发直径（约是60微米）的1/30还小。

可吸入颗粒物中含有碳的化合物和重金属等物质，因此对人体能造成极大的危害。世界卫生组织将柴油机排放出来的可吸入颗粒定为致癌物。20年前，韩国环境部就已经将可吸入颗粒物规定为大气污染物了。

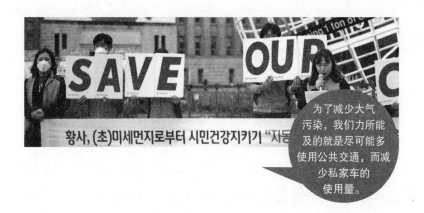

为了减少大气污染，我们力所能及的就是尽可能多使用公共交通，而减少私家车的使用量。

　　根据世界卫生组织的发布的调查数据，当细颗粒物平均每立方米增加10微克的时候，死亡率会增加7%，特别是由心血管或者呼吸道疾病所导致的死亡率则会上升12%。

　　甲醛是一种具有强烈毒性的物质。室内建筑师车东元教授在《建筑环境下的室内空气污染》一书中写道，甲醛会引起特应性皮炎，同时还会引起呼吸道障碍。

　　韩国东国大学化学系教授余仁模，在一家门户网站发表了一篇文章，文章中强调："患有慢性疾病或者是易过敏体质的人群，当他们处在含有甲醛的环境中会十分痛苦。如果这类人群长时间生活在这种环境中，他们患白血病或肺癌的概率会大大增加。"

挥发性有机化合物中，除了甲醛以外，还有苯、甲苯和二甲苯。这些物质都会导致支气管炎、哮喘等呼吸道疾病。人们还发现苯这种物质会导致白血病和中枢神经障碍。

这些物质的特点就是它们的沸点很低，因此即使是在室内常温下，它们也会挥发到空气当中。也就是说，如果室内某物品中含有挥发性有机化合物，那么人体就会不断吸入这种有害物质。

幼儿园的室内空气含有有害物质

之前韩国很多幼儿园都被检测出空气污染物超标，这是一个很严重的问题。韩国一个研究机构以韩国首尔的幼儿园为对象，分别在2006年、2008年和2009年进行了调查，调查的4项指标表明，可吸入颗粒物和挥发性有机化合物远远超标的幼儿园每次都会有。

即使是这个研究机构最近发布的一次调查结果也是同样的。2年前，他们对25所韩国的幼儿园的调查结果中显示，有16%的幼儿园挥发性有机化合物超标；另外，12%的幼儿园可吸入颗粒物远远超标。

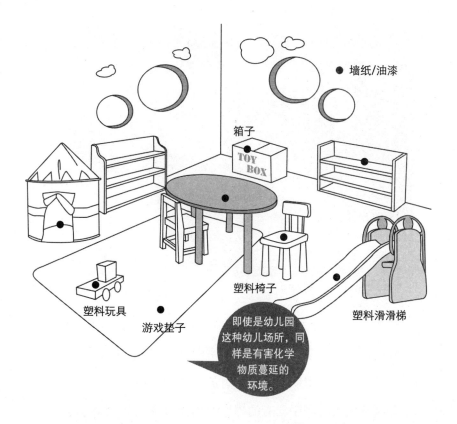

由于冬季室内不常通风，所以室内空气质量更加糟糕。上述研究机构以韩国首尔的26所幼儿园为对象，在2012年的10~12月，对其室内空气污染度进行了检测。检测结果显示，26所幼儿园的内部设施所含有的挥发性有机化合物的数值全都超标，其中将近40%的幼儿园可吸入颗粒物也超标。

幼儿园的地理位置也会对室内空气的质量造成影响。位于道路两旁的幼儿园，其室内空气质量更加糟糕。2009年，该科

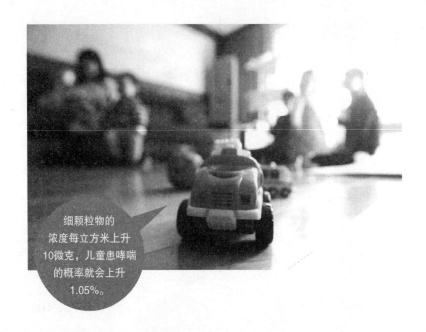

细颗粒物的浓度每立方米上升10微克，儿童患哮喘的概率就会上升1.05%。

研机构对韩国首尔29处幼儿园的室内空气质量进行研究发现，道路旁的幼儿园室内空气所含有的挥发性化合物，比居民区的幼儿园室内空气当中含有的挥发性化合物要多出1.1~1.6倍。

2014年3月发表在《室内环境与空气质量学会杂志》上的一篇研究报告表明：2013年，以韩国首尔永登浦区双向八车道路边的幼儿园为对象，一科研机构对其室内空气进行了为期两天的调查，调查结果显示，幼儿园在开大门、开窗的时间段，一些特定污染物出现最多。

发布这一结果的研究人员表示："靠近交通拥堵的道路的

幼儿园，开门、开窗的时候进入的外部空气会严重污染幼儿园的室内空气。"

　　同时，研究人员批评道："倘若该幼儿园周边有停车场、卸货场等空气污染源的话，会对孩子造成哪些影响，应该要做具体的说明，同时要找到相应的改善方法。目前韩国现行的法律当中，并没有规定什么样的空气环境下禁止开办幼儿园。"

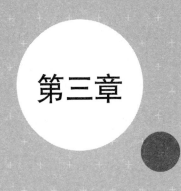

第三章

是 谁 在 给 我 们 的 孩 子 投 毒

明明是男性，性器官为何像女性的

8个月大的双胞胎永勋（化名）和永镇（化名）的妈妈，由于患有子宫内膜炎导致不孕，她为此苦恼了整整8年。后来她终于通过试管婴儿艰难地生下了孩子。怀孕期间她和别的孕妇一样小心翼翼，但是孩子出生的时候却是包茎。

特别是永勋，他的尿道并没在正常的位置上。也就是所谓的"尿道下裂"。小便的那个口，也就是尿道口，正常情况一般是位于阴茎的顶端。但是尿道下裂的情况是尿道口分布在正常尿道口至会阴部的连线上。严重的时候阴囊会分裂成两部分，或者是变得像女性的性器官一样非常短，除了进行染色体检测，一般很难分辨其性别。

"不知道是不是我成天想着要女儿才害得儿子们受这样的苦……"双胞胎的妈妈为此感到十分自责，常常以泪洗面。

一名原本是调查痛经和子宫内膜炎病因的记者，从泌尿科医生那里看到了一个小男孩的生殖器照片，看后备受冲击。之后，他了解到了生殖器异常的原因。专家分析，出生男婴生殖器异常是由于环境激素导致的。

有人可能会问，是不是为了强调环境激素的危害性，而举了一些特别的例子。然而，只要留意一下韩国政府的统计资料，就可以知道，生殖器异常的新生儿数量正在大幅增加。特别是出生男婴生殖器异常的比率明显上升。

从韩国环境部"2013年先天性畸形调查报告书（洪尹激，任钟焕）"可以得知，从1993~1994年1万名男性胎儿当中有0.7人尿道下裂，增长到了2009~2010年1万男性胎儿当中有9.9人尿道下裂。可以说，发病率增长了10倍之多。当然了，这也是近年来医院的诊断设备更先进的缘故。但专家认为，之所以在短短的17年内，尿道下裂的发病率能够增长10倍，与环境污染以及饮食当中的有害化学物质脱不掉干系。

同样，在这短短的17年内，隐睾症的发病率也由每1万人当中出现2.6名患者，上升到了每1万人当中出现29.1名患者，发病率同样增长了10倍多。所谓隐睾症，指的是出生男婴的睾丸没有完全下降到阴囊，容易造成不育或者睾丸癌的一种疾病。

对于出生男婴性器官发育不完全的病因，很多专家认为是受到环境激素的影响。

"由于某种原因男性胎儿受到母体雌激素的强烈影响，或者是由于某种因素遏制了男性胎儿激素的分泌，那么便很有可能会出现隐睾症等疾病。"这是韩国仁荷大学医学院职业环境医学系任钟焕教授的原话。任钟焕教授还说："那些破坏人体免疫系统的有毒化学物质就遍布在我们的生活环境当中。"

任教授是《韩国有毒化学品管理法案》和《癌症预防特别法》的咨询委员，也是加湿器杀菌剂相关的"肺损伤调查委员会"的调查委员，同时也是韩国首都圈空气环境"危害性方面"的环境医学专家，并且还开创了韩国第一个医疗生活合作社。他著有《孩子体内的毒素在不断增加》、《拯救生命的餐桌》、《最人性的医疗》等书籍，积极投身于各种社会活动，向大众宣传各种环境问题的危害性。

任钟焕教授告诉我们，男性胎儿在母体内，到了一定时期会长出阴茎，同时也会形成尿道，位于腹腔的阴囊会下降，使得生殖器官发育完成。但是，如果在这期间出现了别的状况，那么就会出现生殖器官发育异常的现象。

孩子们接触到的有毒化学物质

20世纪70年代末，在意大利和波多黎各，人们发现了"性早熟症"群体。从1976年开始，此后的8年当中，女性儿童"胸部提早过度发育"的人数达到482名，其中让人倍感意外的是，60%的性早熟孩子在2岁以前已经出现了第二性征。

性早熟症在韩国也达到了很严重的地步。在韩国，接受性早熟治疗的儿童和青少年，在最近5年内快速增加了4倍。韩国健康保险审查评议局的资料显示，性早熟症患者由2006年的6438名，增加到了2010年的28181名，特别是女性儿童在其中占有很大的比例，由2006年的5822人，上升到2010年的26064人。

最近，40岁左右的女性人群当中，患乳腺癌的人数大大上升，专家分析这也是由于环境激素而造成的。

韩国乳腺癌协会发布的《2014年乳腺癌白皮书》显示，韩国在2011年乳腺癌患者的人数为16967名，和1996年相比，乳腺癌患者人数足足增加了4倍。乳腺癌是韩国女性患癌率第二高的癌症，仅次于甲状腺癌。虽然韩国乳腺癌发病率，只是乳腺癌高发的美国和欧洲国家的三分之一，但是这些国家的乳腺癌发病率是呈减少趋势，而韩国却是在快速增加。

在西方国家，女性在闭经前患乳腺癌的概率是非常低的，但是与之相反的是，韩国40岁左右女性的乳腺癌发病率非常之高，40岁以下的患者也占了女性总人数的15%。这个数值大约比西方国家多出3倍。我们看一下2010年调查统计的韩国平均每1万名女性当中患乳腺癌的年龄分布，就可以发现：40岁的患者为147.9人占据最高位；50岁的患者为144.2人；60岁的患者人数为108.3人；70岁的患者人数是55.8人；30岁的患者人数为52.7人。

任钟焕教授指出，环境激素会损坏雌激素的机能，使得儿童的性发育出现问题，同时也让女性身体出现一些问题。

"人们在日常生活中常常受到环境激素的影响，从而导致乳腺癌的发病率增加。环境激素导致了一系列的疾病，目前已经严重到影响儿童的性发育了。"

作为一种内分泌干扰物质的环境激素，实际上并不是一种激素。但是它一旦进入人体内部便会被人体误判为雌激素。而且它会和人体内的细胞结合，妨碍正常的生理功能，使得男性婴儿的性器官女性化，女性胸部过早发育。

任教授提醒大家说："这些有毒化学物质让人体内各系统紊乱。"

鱼缸里的青蛙，当温度发生急剧的转变的时候，它的感知度是很灵敏的。但是，如果温度只是慢慢改变的话，那么青蛙是无法察觉的，从而会导致它最终死亡。你会不会觉得我们现在的样子就是这样。由于我们现在接触着各种形态的人工化学物质，因此，患上各种疾病的概率也增加了。儿童也会患上各种类型的环境性疾病。如果就按照以往的防治办法继续下去的话，那么我们的孩子就是鱼缸里的那只青蛙。

对于孩子人生中出现的问题，过度反应是对的

在现代社会中，孩子们吃的、穿的，以及呼吸的气体，

其中大部分都是和人工化学物质有所关联的。问题是，很多人明明知道这些人工化学物质的危害性，却依然不采取任何应对措施。据数据显示，人工化学物质危害较大的群体是胎儿和婴幼儿。

任钟焕教授说："当有害的化学物质进入人体内之后，我们必须得排泄出来。但是，由于孩子自身的排毒能力很弱，那些有害的化学物质进入了孩子体内很难排出来，于是就会一直残留在孩子体内。"

他还说："对于成年人来说，很多人工化学物质在一定量的范围内是安全的，但是对于婴幼儿来说，这个量有可能存在极大的危害。"

例如，对于成人来说三聚氰胺是一种毒性并不大的物质，不需要过多地在意，但对于无法将三聚氰胺全部排出体外的婴儿来说则是致命的。婴儿可能因摄入含大量三聚氰胺的奶粉而导致肾结石并死亡。

妈妈肚子里的胎儿会将妈妈体内的毒性物质照单全收。因此即使是新生儿，他们的体内也含有人工化学物质。2005年，美国环境研究组织发表了一份报告，在2004年8~9月美国出生的10名婴儿的脐带当中共发现了足足287种人工化学物质和污染物质。其中包含180种致癌物质、217种危及脑和神经系统的有毒物质和208种诱发先天性畸形以及发育障碍的物质，全都掺杂在一起。

胎儿与妈妈是一体的。现代工业的数万种毒性物质，都可以通过脐带传入胎儿的体内。倘若母体被各种各样的人工化学物质污染了，那么母体就会为了胎儿的安危，提前将孩子送到这个世界上，这就是早产儿增多的原因。从1993年到2013年，韩国新生儿人数减少了39%的同时，低体重儿（未满2.5千克）人数增加了2倍以上，被称为早产儿。超低体重儿（未满1.5千克）人数则猛增了足足5倍以上。

任教授曾担忧地表示："为了使胎儿与被污染的母体分离，通常的做法是通过子宫收缩将胎儿提前带到这个世界。这是母体保护孩子的无奈之举。"他还说："早产儿的数量之所以会增加，是由于妈妈身体的炎症反应逐渐增多而造成的。虽说有些含人工化学物质的生活用品以及被污染的食品，可能对女性的身体伤害不大，但对于胎儿来说却有可能是致命的。"

1961年成立的，全世界最大的民间自然保护团体——世界自然基金会（WWF）公布的环境激素高达67种。广为人知的环境激素包括化妆品、玩具、文具、洗涤剂当中所添加的邻苯二甲酸盐（使塑料变柔软的塑化剂），石棉以及氧化二苯等。特别是饮料罐涂料、食品包装材料中使用的双酚A，是最典型的环境激素物质。那么韩国政府会采取何种对策，不让这些有害化学物质侵害韩国国民身体健康呢？

从2013年9月起，韩国的环境部门为了保护儿童健康，限制了4种有害物质（邻苯二甲酸二辛酯,邻苯二甲酸二正辛酯,三丁基锡,壬基苯酚）在儿童用品生产中使用。

任教授直接指出："经济快速增长的同时，儿童的健康水平正在下降。企业忙着抓生产、抓销售，却不考虑人工化学品的危害性的防范和处理，最终导致民众受害的事例不胜枚举。"同时他还说："韩国的经济水平算是较高的，但是韩国政府在保护国民健康安全以及化工生产销售管理方面，却低于中等发达国家的水平。

"人人都知道香烟有很强的毒性，也没有人会让孩子抽烟。但孩子在日常生活当中接触到的许多生活用品，都含有大量像香烟中的烟焦油一样有害的物质。在父母们不知情的状况下，孩子们就吸收了各种毒性物质。"

任教授强调："我们孩子的体内，残留着各种毒素。我们必须为了孩子的健康而努力。"

给滥用化学品的企业一个教训

    此前在韩国国会举办的"加湿器杀菌剂事件的原因、对策及教训"的讨论会上，一名女性受害者在讨论会上捶胸高喊："这个叫加湿器杀菌剂的有毒产品，是严重伤害我们孩子的'罪人'。"有谁能够帮助这位妈妈缓解她的痛苦呢？为了给肚子里的孩子一个好环境，购买了商场销售的所谓"好的产品"，但企业和国家却把她变成了"罪人"，让她一生都要带着罪恶感活下去。

    她边抽泣边说："倘若这世间还有正义，我想问一下那些丝毫没有歉意的杀人企业，是否还能藏身于法制中并继续生存下去？"

这种一辈子都要承受苦痛的人并不只是一两个。韩国加湿器杀菌剂事件的受害者高达530人，其中140人死亡。虽然随着时间的流逝，加湿器杀菌剂事件逐渐被人们淡忘，但相关受害者及其家属的苦痛仍然在持续。将亲人们送上天堂的人们，无法从罪恶感中解脱出来；与病魔抗争侥幸活下来的人们，苟延残喘地生活在贫困中。

仅部分受害者（向韩国政府申诉的361名受害者当中的168名）通过向韩国政府申诉获得企业赔偿，用于医疗费的支付。韩国政府工作的拖拉，使得一部分受害者没能及时获赔。甚至有些受害者的申诉韩国政府不予受理。事实上，对加湿器杀菌剂事件的善后工作，韩国政府的那点预算根本不够。因为加湿器杀菌剂事件，导致家毁人亡的、痛不欲生的、负债累累的人，这一切都只能由自己来承受。

至于加湿器杀菌剂的生产销售企业，总是一问三不知。这些企业生产销售了有毒有害的化学品，让人们饱受苦痛折磨，然而事后不但不负责任，就连公开道歉都没有一个。

"实际上我们并不知道那是有害的。"这便是加湿器杀菌剂制造企业一直以来的答复。

"当我们在生产销售加湿器杀菌剂的时候，我们以为它是安全的。"这就是生产销售企业的辩解："倘若我们知道加湿器杀菌剂对人体有如此的危害，那么我们就不会把它拿到市场上去销售。"在造成产妇和儿童死亡后，企业就用这种荒唐的辩解来搪塞，用这种可笑的理由来推脱。

在我们的日常生活当中，可能会接触43000种人工化学物质。就拿婴儿润肤露、湿纸巾这两类产品来说，其中含有10种以上的人工化学物质。只要我们稍微观察一下卧室、卫生间、厨房里的各种生活用品就会发现，在我们的日常生活当中，我们会接触到很多人工化学物质。

如果每一个企业都像加湿器杀菌剂生产企业那样，事后推脱"我们不知道这是有害的"，那么我们还能够信任什么产品呢？因为父母们都相信大企业生产的产品是安全的，所以他们才给宝宝使用，然而企业却说自己也不知道这些人工化学物质"是否安全"，这是多么可怕的事情啊！

诸如此类的有害化学物质的事件，之前也有发生。2009年，韩国媒体报道的"婴儿爽身粉含石棉纤维"事件，同样给整个社会造成了巨大冲击。给宝宝涂抹身体的婴儿爽身粉，被发现含有1级致癌物质——石棉。另外，牙膏中发现的对羟基

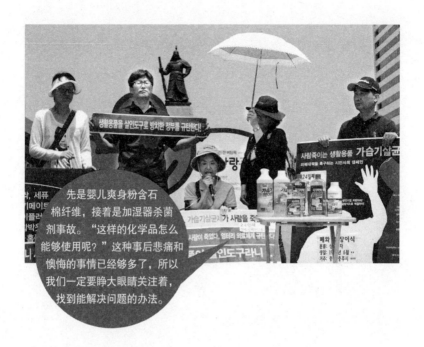

先是婴儿爽身粉含石棉纤维，接着是加湿器杀菌剂事故。"这样的化学品怎么能够使用呢？"这种事后悲痛和懊悔的事情已经够多了，所以我们一定要睁大眼睛关注着，找到能解决问题的办法。

苯甲酸酯类物质是一种会导致睾丸癌和乳腺癌的致癌物质。玩具和生活用品当中发现影响生殖器官发育的邻苯二甲酸盐。婴儿湿纸巾安全性的问题一直以来也是争议不断。这些都是已经被媒体报道出来的。

血淋淋的教训告诉我们要时刻防范这些有毒有害物质的侵入，以此来保护我们每一个人的健康。特别是那些生产制造企业，把那些不知道是否有害的化学品用在消费者的身上做实验，这种行为一定要加以制止。

第四章

摆脱有害化学物质危害的生活实践

妈妈必知的减少有毒物质危害的方法

现代社会当中，给宝宝擦脸和擦身体用的湿纸巾、至少在2岁内宝宝每天都会用到的纸尿裤、用于涂抹宝宝身体各处的婴儿润肤露、宝宝吃的糖果饼干及饮料，都与人工化学物质紧密相关。经历了产业化和商业化以后，单看名字根本看不出来是什么的人工化学物质，在宝宝的日常生活当中随处可见。

根据《婴儿新闻》编辑组的统计来看，妈妈们最大的疑问就是能不能彻底告别那些对人体有害的日化用品。即使我们现在知道幼儿用品和生活用品当中含有害的人工化学物质，但是那些产品已经深深地渗透到我们的生活当中。很多人都觉得现在已经很难再摆脱这些产品了。有些家长呼吁："倘若不拒绝使用这些产品的话，父母们都有可能会变成罪人！"

那么能不能干脆装作什么都不知道呢？答案当然是不能。就像中国古代哲学家老子说的："千里之行始于足下。"要知道，生活中小小的举措就可以守护住宝宝的未来，因此我们要努力下去才行。

即使拒绝使用这些日化用品会给生活带来不便，家长们也要坚持。孩子的健康安全靠父母。因此，父母们必须掌握让孩子远离有害化学物质的方法。

不要用塑料袋装热的食物

要想预防环境激素的侵害，关键是要减少塑料制品的使用。尤其是PVC材质的塑料袋，含有邻苯二甲酸盐，尽量不要使用。不要用塑料容器装热的食物。塑料容器使用久了会老化，分解出化学物质来，如环境激素邻苯二甲酸盐，因此最好不要使用。

家长们也不要使用含有双酚A聚碳酸酯的东西。装矿泉水的透明塑料瓶就是用双酚A聚碳酸酯制造的产品。

另外，人们在易拉罐的涂层、塑料瓶盖、发票打印纸上面都检测出含有双酚A，甚至纸币上面也含有双酚A，因此我们在日常生活当中，用手抓钱的时候需要特别注意。

另外，洗衣粉等洗涤用品当中含有大量的表面活性剂，其中就含有双酚A，经常使用就会导致双酚A进入体内。那些盛放外卖的一次性容器也含有大量的双酚A，因此尽量不要去使用它们。

不要经常食用那些受到环境激素污染的加工食品。多吃蔬菜等有机食品，并保证营养均衡。只有这样才能尽量避免环境激素对人体的损害，并将体内残留的有害物质排泄出去。

不要用湿纸巾擦眼睛和嘴

最好是将干纸巾弄湿再使用，就像西餐厅使用的那种卷起来弄湿的纸巾，那里面不含杀菌剂。因为真菌、细菌或是霉菌是很难在干纸巾上存活的。既然湿纸巾不安全，那么不妨用干纸巾。

倘若非要使用大容量包装的湿纸巾的话，那么一定要记住，大容量包装的湿纸巾上面一定会有杀菌剂（保鲜剂），千万不要让这些杀菌剂进入人的体内。绝对不要用湿纸巾给宝宝擦嘴或擦眼睛，可以擦屁股，也可以擦脚。但要注意，擦完之后不能让宝宝吸吮自己的脚趾头。总之绝不能用湿纸巾给宝宝擦嘴和擦眼睛，这一点一定要牢记。

最好是在用湿纸巾擦完之后，马上用干纸巾或湿毛巾再擦拭一遍，或是用水冲洗。婴幼儿是很脆弱的，家长们千万不能掉以轻心。湿纸巾开封之后，过几个小时便会沾染细菌，开始腐坏。因此，厂商会在湿纸巾里面添加人工香精，掩盖住腐坏的气味。至于说婴儿湿纸巾当中不含杀菌剂的宣传广告，实际上都是虚假广告，千万不要当真。

请处理掉所有含色素和香精的产品

那种"应该给宝宝擦护肤品"的想法是错误的。我们不妨想一想，为什么要给宝宝擦那些护肤品呢？虽说是为了保湿和保护皮肤，但事实上，由于宝宝的皮肤屏障功能薄弱，是不能随便涂抹这些东西的。即使要擦护肤品，也必须事先弄清楚，护肤品里面含有哪些成分。不清楚里面的成分就直接给宝宝涂抹是很不负责任的行为，甚至是很危险的。

我们得弄明白，给宝宝擦护肤品，是因为宝宝的实际需要，还是满足妈妈自己的想法。如今市面上出现了很多所谓"有机""天然"的婴幼儿护肤品。"天然"未必就是安全的。厂商以"天然"为噱头，伪装成"天然护肤品"。千万不要相信所谓的"本产品安全无害"之类的虚假广告。产品不是所含成分越多就越好，反倒是那些成分较为单一的产品更加安全。

不要选择样品。在进口商品中，样品的外包装上会有保质期、生产日期、用法说明、成分标签，但韩国一些样品的外包装上面是没有这些标签的，搞不清里面的成分，因此绝对不要选择这些样品。

去绿色食品专卖店购买儿童饼干

并不是所有饼干都是不好的，而是说市场上常见的饼干，都含有大量食品添加剂。可以的话，父母们尽量还是选择绿色食品专卖店的饼干，因为绿色食品专卖店的食品内含的添加剂较少，会好一些。

建议大家还是自己在家制作手工饼干。不过千万别购买市面上所谓"手工饼干"这样的三无产品。

厂家生产的饼干外包装上面还有成分标签，我们还可以了解其中的原材料和添加剂。至于高速公路休息站、超市、百货商店里面销售的手工产品，外包装上面根本没有成分标签，我们不知道里面都有哪些原材料和添加剂。可以说这是韩国食品安全管理上的死角。

我们判断饼干、冰激凌这类食品好坏的唯一方法，就是仔仔细细地查看里面所含的原材料和添加剂。要养成仔细查看外包装标签说明的习惯。不要相信广告，要根据成分标签来进行判断。事实上，消费者往往也不知道哪些成分是有害的，因此大家要多了解这方面的知识。

用尿布来代替纸尿裤吧

纸尿裤是宝宝一出生就会使用的日化用品。无论产商怎么宣传产品的"环保""安全"，它终究只是一次性的日化用品。

能够替代纸尿裤的就只有尿布了。虽然每天清洗尿布比较麻烦，但也可以让专门代洗尿布的洗衣店帮忙洗。当然也不可能完全不用纸尿裤。但还是建议大家平日里给宝宝尽量多使用尿布，只是在外出的时候给宝宝使用纸尿裤。

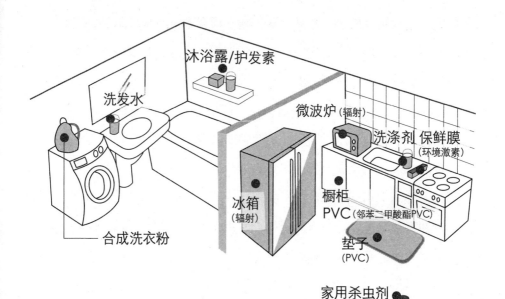

沐浴露/护发素

洗发水

微波炉 (辐射)

洗涤剂　保鲜膜
(环境激素)

冰箱
(辐射)

橱柜
PVC (邻苯二甲酸酯PVC)

合成洗衣粉

垫子
(PVC)

家用杀虫剂

不要在室内环境当中使用喷雾剂

此前加湿器杀菌剂事件中受害者以婴幼儿和未出生的胎儿居多。为了避免这样的事件再次发生，千万不要在室内环境当中使用喷雾剂。无论是宝宝用的，还是妈妈用的，只要是喷雾剂都不能使用。宝宝是最柔弱的，要万分小心，并不是说加湿器杀菌剂事件结束了，就万事大吉了。而是要吸取此前加湿器杀菌剂事件带给我们的教训，注意留心市面上销售的各种喷雾剂产品。宝宝的健康安全需要妈妈来维护。

向幼儿园和学校索取石棉地图

如今在韩国的托儿所、幼儿园、学校等场所的建筑当中，仍然存在使用含有1级致癌物质——石棉的建筑材料。虽然已经禁用石棉作为建筑材料，然而之前80%的建筑物都使用了含石棉的建筑材料。幼儿园和学校的建筑物当中，没有不存在石棉建筑材料的。韩国的家长们送孩子去幼儿园、学校的时候，通常会向校方索取石棉地图。根据石棉地图，他们就可以了解学校建筑当中，石棉建筑材料的使用情况。家长们还会要求校方制作并公布相应的石棉地图，那么校方就会觉得："原来家长们对石棉问题很了解啊。"这样一来他们才会更加负责任，好好加以管理。

减少辐射的危害

日常生活当中，宝宝还会受到辐射的影响。日常生活中使用的电视、电脑、电饭煲等家用电器，其辐射的危害比我们想象的要可怕得多。婴幼儿抵抗能力差，受到辐射的影响更大，因此我们要时刻注意尽量减少辐射对宝宝的危害。

如何给孩子购买放心产品

给宝宝买食品的时候，要查看外包装上面的成分标签；给宝宝买生活用品的时候，也要确认其中的材质。比起塑料制品，纸制或是布制的产品更安全一些。尽量少使用塑料包装，多使用纸或布的包装。

　　色彩鲜艳的儿童玩具往往含有一种叫作邻苯二甲酸盐的环境激素；另外，那些有鲜艳的彩色涂漆的产品，都很可能含有重金属。日化产品的香精当中也都有环境激素，因此建议大家不要买香味太浓的产品。

　　倘若父母不知道买什么产品比较好，那么不妨给孩子使用其他孩子已经用过的东西，这也不失为一种好方法。我们特别要注意那些挥发性有机化合物，它们的沸点很低，因此即使是在室内常温下，它们也会挥发到空气当中。含有挥发性有机化学物的产品长时间暴露在室内空气当中，那么其中的有害物质就会挥发到空气里面。就好比说，如今人们为了避免新家症候群，往往在搬进新房子之前烧几天暖气，让有害物质都挥发掉，就是这个道理。儿童产品也是一样的。已经使用过的产品当中，有害物质会比新产品要少一些。这种办法不仅可以省钱，还可以避免有害化学物质对宝宝的侵害，可以说是一举两得。

毒性家庭的两难

家长的生活习惯会遗传

韩国仁济大学儿童青少年专家朴美静教授告诉我们，有早熟现象的儿童60%是与父母遗传有关。我们周边常常能看到，孩子的过敏症状比家长更严重。那是因为宝宝还在妈妈的肚子里的时候就已经被遗传了。

持久性有机污染物（POPs）会在人体内长期残留，它带有遗传特性，稻津教久博士将此称为代代遗留下来的毒性。这样的毒性物质不会在自然环境中分解，而是通过食物链在动植物体内残留，从而进入人体，造成免疫系统紊乱、中枢神经系统损伤。换句话说，持久性有机污染物就是残留性有机污染物质。

持久性有机污染物大部分都是工业生产施工和低温焚烧废弃物产生的，主要是DDT、艾氏剂等农药类物质和PCBs、六氯苯等工业化学品，也有二噁英、呋喃等物质。

20世纪60年代以来，韩国的工业、农业大范围使用的人工化学物质对人体和环境都产生了巨大影响。因此，以联合国环境规划署（UNEP）为首，一百多个国家共同参与讨论了化学品安全使用方案，并且在2001年5月，为了限制持久性有机污染物的使用，国际社会达成了斯德哥尔摩公约。

斯德哥尔摩公约中禁止使用和限制使用的化学品

有机氯类农药	艾氏剂：有机氯杀虫剂 异狄氏剂：有机氯农药 狄氏剂：杀虫剂 七氯：土壤杀虫剂 灭蚁灵：杀虫剂 毒杀芬：杀虫剂 六氯苯：HCB杀虫剂 氯丹：杀虫剂
产业用化学物质	联苯：PCBs
焚烧废弃物以及生产施工过程中产生的副产品	戴奥辛、呋喃、多氯联苯、六氯苯：HCB杀虫剂

家长的生活饮食习惯会影响到胎儿发育、子女遗传基因形成的过程，这是经遗传学研究证实的事实。

人们虽然不能改变遗传基因，但是能够改变生活习惯，因此可以提前预防和改变，这样就不会把毒性传递给下一代了。

从妈妈怀孕开始，家长们就要时刻注意吃、穿、睡的环境与自身健康，从遗传学的角度来看，这个时候的很多细节会起到决定性的作用。家长的生活饮食习惯会影响精子和卵子的质量，这也是一个重要因素。另外，妈妈们在怀孕之前，首先要保证有一个干净的胎内环境。

当天排出的精子，实际上是3个月之前形成的精子。精子的DNA中完整地保留了父亲当时的身体状态。至于女性胎儿，则是携带着卵子出生的。因此，倘若是女性胎儿的话，体内的卵子就会继承妈妈的DNA特性。

我们身体里的毒素是从哪里来的呢

2014年3月2日，韩国SBS电视台播放了《毒性家庭：人体内的有害化学物质》。这是一部可以追溯到韩国最早的人体残留有害化学物质的纪录片。参与实验的35人都是受到现代化工业影响的人群，在下面的实验中被称作"毒性家庭"。参与实验的人分为各个年龄段，不仅有婴儿，也有62岁的老人。在提取他们的血液和尿液进行检测之前，首先拍摄了他们在24小时当中的日常生活，然后再根据从血液和尿液里检测到的毒性物质，追踪毒性物质进入体内的渠道。

最终，这些参与实验的韩国家庭，其检测结果令人担忧。参与实验的62岁的申奶奶及其家人的血液中都检测出DDT成分。36岁的美术老师（妈妈）、39岁的研究生女婿（爸爸）、幼儿园小宝宝，以及8岁的小学生身上都检测出了致癌物质DDT。

DDT是一种生态残留性很强的有机氯杀虫剂，被韩国政府明令禁用。但是为了消灭跳蚤，人们私下也会喷洒。DDT在消灭害虫的同时也消灭了它们的天敌，从而破坏了生态环境，并导致人们患上癌症和生殖系统异常等疾病。这是从20世纪60年代末70年代初，全世界范围内都开始禁止使用的化学品。

虽然在2006年的时候，非洲局部地区因为疟疾的猖獗，允许使用限定量的DDT，但是在韩国的家庭成员体内发现这种已经被禁止多年的毒性物质，才让人们真正认识到了毒性原来真的是可以代代遗留下来的。

华盛顿州立大学的迈克尔·斯金纳（Michael Skinner）教授曾经指出，DDT是眼下全球范围内在孕妇体内发现的主要污染物质。和二噁英一样，DDT的半衰期长达20~30年。所谓半衰期，指的是毒性物质在体内最高浓度降低一半所需的时间。特别是像DDT这样的有机物质，很难从体内排除，会一直残留在人体内。因此，申奶奶体内DDT的浓度，比其他家庭成员高出了6倍之多。

许多威胁健康的有害物质一旦进入到我们的体内，就会残留在血液当中。而且根据每个人的生活习惯的不同，即使是生活在同一屋檐下的人，体内的有害化学物质种类也不一样。

此次实验当中，就在小学1年级学生珉豪的体内检测出了他家其他家庭成员体内没有的表面活性剂——壬基苯酚。在家用洗涤剂当中是禁止添加壬基苯酚的，因此，这一发现很让人意外。大家推测这种壬基苯酚成分，是通过学校的饮食进入并残留在珉豪体内的，因为商业用洗涤剂中是含有壬基苯酚的。

李女士（29岁）有一个10个月大的宝宝。虽然她的家庭成员的体内都被检测出环境激素——邻苯二甲酸盐的成分，然而令人吃惊并且费解的是，10个月大的小宝宝体内的残留量却是最多的。最后发现，原来PVC材质的地板也含有邻苯二甲酸盐的成分。小宝宝平时在地板上坐着玩耍的时间比较多，咬塑料玩具或是将玩具放在嘴巴里吸，以及吸手指的这些行为，都被专家认为是造成宝宝吸收过多有害化学物质的原因。按照平均每千克体重来衡量，婴幼儿吸收的有害化学物质比成人要多得多，因此，他们更容易受到有害化学物质的影响。环境专家带着简易的X线检测仪，在李女士家中进行检测后发现，在防夹手装置、玩具房垫子、电热毯和皮革凳子等物品上面，均检测出重金属成分。

另外在李女士体内检测出的三氯生成分，比她的丈夫要多140倍。三氯生是表面活性剂当中的成分，添加在牙膏、液体皂、洗涤剂和化妆品当中，起到抗菌的作用。

隔绝有毒物质的生活实验，和相应的排毒原理

在19世纪中半叶之前，人工化学物质还是极少的，唯有肥皂、玻璃生产当中用到的苏打，漂白剂生产当中用到的氯等少数的一些人工化学物质。然而自19世纪后半叶起，人工化学物质开始增多，被用于方方面面，特别是20世纪以来，人类在化学方面的发展突飞猛进，导致各种人工化学物质泛滥。

随着世界人口的爆发性增长，为了增加产量、治疗各种疾病，人们便开始大量开发化学品。人类使用化学品的历史已经超过了100年，虽然这是生存的无奈选择，但眼下我们因为生

活当中的便利而无节制地使用，于是为之付出了惨重的代价。

如今，原因不明的痛经、不孕，甲状腺疾病的蔓延，性早熟儿童数量增长等现象层出不穷。对此，细胞专家、医学专家、环保专家都一致认为，这些现象的发生，是因为人们从胎儿时期，就受到各种导致内分泌紊乱的有害物质的影响，或是受到体内长期残留的毒性物质的影响。

在参加《毒性家庭》节目录制的这些家庭当中，有一名痛经十分严重的大学生吴小姐，自愿参加了隔绝有毒物质的生活实验。

所谓隔绝有毒物质的生活实验，就是在隔绝一切有害化学物质的环境下生活。饮食以素食和糙米饭为主，禁止吃罐头、方便食品和外卖，禁止使用塑料容器吃饭和保存食物，远离含有香精的产品（香水、生活中含有香精的产品），禁止使用指甲油，只能使用不含邻苯二甲酸盐以及三氯生的洗发产品和肥皂，禁止使用涂层厨房用具及防水用品，禁止用手直接触摸收据和纸币（倘若用手摸了便马上用肥皂洗手），禁止使用像矿泉水瓶一样的由聚碳酸酯材质制成的塑料用品。

实验3周之后，吴小姐有了怎样的变化呢？她以一种非常舒适的状态接受了记者的采访。

"眼下就算是生理期我也可以去上课了，原来生理期也是可以正常生活的，这种感觉真的很好。我原本觉得已经没有希望的生活渐渐开始变好了。"吴小姐只是改变了生活习惯，体内的毒性物质就能减少。

因为不孕而饱受折磨的李女士，体内检测出的双酚A成分，比韩国环境部公布的人体平均含量高出6倍之多。罐头产品或者包装产品的涂料中都使用了双酚A，它是一种生殖毒性物质，一旦被人体吸收后就会攻击精子、搅乱卵子的形成。由于这种物质并不耐热，因此倘若加热的话便会跟食物一起被人体吸收。李女士说她之前有6个月，总是在买菜后去便利店买加热的罐装饮料喝。然而自从她不再喝罐装饮料之后，短短的5天，她的血液中就没有再检测出双酚A的成分了。

在这些实验参与者中，被检测出体内含有邻苯二甲酸盐的成分最多的朴女士喜欢每天早晨喷香水，而她在随后的5天里停止使用香水之后，体内的邻苯二甲酸盐的成分减少了1/8。

倘若不能避免就要排出

《毒性家庭》节目的参与者当中有一个10多岁的朴姓小女孩。小朴在之前的采访中对自己家的安全性很有自信。因为除了牙膏以外，她在家里吃的大部分都是妈妈亲手做的。但检测结果显示，小朴体内检测出的邻苯二甲酸盐和邻苯二甲酸二辛酯（DOP），比韩国环境部公布的人体平均含量高出2倍之多。邻苯二甲酸二辛酯是邻苯二甲酸盐当中的一种人工化学物质，呈无色无味的液态。世界自然基金会（WWF）把邻苯二甲酸二辛酯归为67种环境激素（造成内分泌系统紊乱的物质）当中的一种。加利福尼亚大学欧文分校的布鲁斯·布尔鲁伯格教授指出，人体内的脂肪细胞的多少由青春期决定，成人以后体内的脂肪细胞不会变少，倘若发育期吸收了大量的邻苯二甲酸二辛酯的话，那么一生都要和肥胖做斗争，这是有相关动物实验佐证的。

在女中学生体内检测出的邻苯二甲酸二辛酯成分是从哪里来的呢？用便携式X光检测仪检测出的结果是：在沙发、电加热垫、地板、丝绸壁纸、座椅、餐具和卫生间瓷砖等物体上面均被检测出有邻苯二甲酸二辛酯的成分。

在人们的生活当中，人工化学物质随处可见。就拿塑料来说，我们起床就会踩到塑胶地板上，然后坐在卫生间马桶的塑料圈上面上厕所，之后又会坐在塑料材质的餐桌旁边吃早餐。在塑料键盘上打字、用塑料鼠标点击、喝着塑料杯中的水，人们就这样过了一天又一天。一方面我们要了解各种产品都有哪些有害化学物质，另一方面我们还要通过个人的努力尽量避免吸收有害化学物质。倘若不能完全避免，那能不能将这些有害化学物质排出体外呢？

韩国庆北大学预防医学科的李德熙教授建议大家多吃糙米饭和素食，另外要多做运动。

"并不是说荤食就不好，而是眼下大规模圈养的畜产品，脂肪层中含有很多持久性有机污染物（POPs）。倘若我们在食用含有持久性有机污染物的畜产品时，搭配食用含丰富膳食纤维的食物，那么持久性有机污染物便会吸附在膳食纤维上，然后通过排便的方式排出体外。这在20世纪70年代就已经通过动物实验进行证实了。"

参加《毒性家庭》节目录制的李女士就是一名糙米素食主义者，在过去的3年内没有吃任何荤食。虽然李女士体内也被检测出毒性物质，然而她体内的毒性物质比一般人少得多，因为大部分的毒性物质已经通过大便排出体外了。

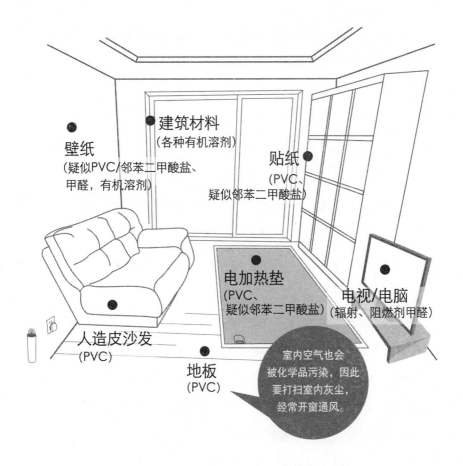

建筑材料
(各种有机溶剂)

壁纸
(疑似PVC/邻苯二甲酸盐、
甲醛,有机溶剂)

贴纸
(PVC、
疑似邻苯二甲酸盐)

电加热垫
(PVC、
疑似邻苯二甲酸盐)

电视/电脑
(辐射、阻燃剂甲醛)

人造皮沙发
(PVC)

地板
(PVC)

室内空气也会
被化学品污染,因此
要打扫室内灰尘,
经常开窗通风。

　　李德熙教授说道:"素食当中不仅含丰富的膳食纤维,而且其中的植物化学物(在蔬菜和水果当中可以检测到的一种物质)对于排出体内残留毒素起着相当大的作用。要想解决人工化学物质导致的危害,关键就是注意饮食和运动,增加膳食纤维和植物化学物的摄取量是很重要的。"

然而排泄并不是彻底的解决办法。人们在新生儿的大便中也检测出了浓度相当高的持久性有机污染物。

最关键是要彻底解开这种恶性循环，不能将毒素遗留给下一代。当今社会，不孕不育人数的增加、母乳中含有各种有害化学物质、性早熟、更年期推迟等种种现象不断发生，长此以往，人类还能继续生存下去吗？既然外面的世界已经被污染，那么在家注意饮食安全，就可以完全避免了吗？似乎是不太可能的。

最近有一个好消息：韩国未来创造科学部与相关企业合作，共同成立了一个叫作"环境激素代替物质开发团"的研究团体。由此可见，韩国政府对解决日渐严重的环境问题是下了决心的。这个产研合作的开发团队，将会对相关环境激素代替物质进行研发、生产、推广以及对其安全性进行测评，同时还会开发相应的化学传感器，完善与环境激素相关的化学品添加使用制度，并计划构建一个韩国国内的完整的宣传系统，告知韩国国民们关于环境激素的危害性。

化工产品的使用已有100年的历史，给我们人类带来了便利，也带来了灾难。为此，预计在接下来很长的一段岁月当中，妈妈们都会陷入这种矛盾当中。妈妈们越是了解有害化学物质，就越能意识到，这已经是整个生态系统的问题了。同时我们也就能深深地明白，解决这个问题其实就是在拯救我们的宝宝。